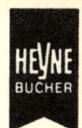

Sven-Jörg Buslau / Corinna Hembd

# Kombucha –
# Der Tee mit großer Heilkraft

### Die Wiederentdeckung
### eines alten
### ostasiatischen Heilmittels

Originalausgabe

WILHELM HEYNE VERLAG
MÜNCHEN

HEYNE RATGEBER
08/5131

*Umwelthinweis:*
Dieses Buch wurde auf chlor- und säurefreiem Papier gedruckt.

ISBN 3-453-12262-3

# Inhalt

# Vorwort:
# Das gesunde Glas Pilz

Eine der Informationen über Kombucha, die eine Japanerin vor 60 Jahren von einer Reise nach Rußland (Kargasok) mitbrachte, klingt absolut unglaublich: Da soll ein 130 Jahre alter Mann eine 88jährige geehelicht und mit ihr Kinder gehabt haben. Faltenlos war die uralte Mutter auch noch. Und das alles verdankten sie Kombucha, erzählte die japanische Touristin zu Hause – sogar im Rundfunk. Natürlich hatte sie etwas von dem Pilz mitgebracht und versorgte ihre Freunde damit.

Er riecht säuerlich, schmeckt auch so, gärt munter vor sich hin und ist Gesundheit pur – Kombucha. Ein Pilz, in dem reine Lebenskraft steckt. Auch wenn er die Wechseljahre nicht wirklich aufhalten kann und der amtlich älteste Mensch der Welt (zum Zeitpunkt der Arbeit an diesem Buch) die Französin Jeanne Calment (Geburtsdatum: 21. Februar 1875) mit einem Alter von 122 Jahren war – keine Rede von der Japanerin. Aber: Das Wissen über die Gesundheit aus dem Pilz (der genaugenommen nicht mal einer ist) ist mehr als 1600 Jahre alt.

Um 400 n. Chr. wurde der koreanische Arzt Kombu zum japanischen Kaiser Inkyo gerufen. Der litt unter einer schmerzhaften Entzündung der Magenschleimhaut (Gastritis). Kombu kochte ihm einen speziellen Tee (japanisch: Cha) aus einer Art Pilz. Der Kaiser wurde wieder gesund und war seither ein großer Fan des Kombu-Cha, also des Tees des Kombu.

Ob diese Geschichte ins Reich der Legenden gehört oder nicht, sie ist ein schöner Beginn einer Entwicklung, in der Kombucha mehr Comebacks erleben sollte als Frank Sinatra.

Die Autoren

# Pilz, Alge, Flechte oder Schwamm – Kombucha, was ist das?

Bei der Antwort auf diese Frage gehen die Meinungen der Forscher weit auseinander. In Prag erschien beispielsweise in den zwanziger Jahren eine Anzeige, die mit einer Zeichnung deutlich machte, wofür man Kombucha damals hielt: für einen Schwamm, der von Fischern ebenso an Land gebracht wurde wie etwa der Naturschwamm, den man damals gegen Störungen der Schilddrüse (wegen seines hohen Jodgehalts) empfahl. Deshalb war die erste Indikation auch damals: Stoffwechselstörungen. Und Kombucha wirkte in diesem Bereich ausgezeichnet. Obwohl es sich definitiv nicht um einen Schwamm handelt.

Also doch ein Pilz? So einfach ist es nicht. Einige Forscher sind überzeugt davon, daß es sich eher um eine Flechte handelt. Was das ist? Vor zweieinhalb Millionen Jahren sind die Algen aus dem Meer eine Lebensgemeinschaft (Symbiose) mit den Pilzen an Land eingegangen. Sie sind ideale Partner, denn die Alge braucht etwas, das sie vor dem Austrocknen schützt, und dafür ist der wasserspeichernde Pilz überaus geeignet. Die neue Lebensform, die aus dieser Symbiose entstanden ist, nennen Biologen eine Flechte. Diesen Gewächsen wurde schon immer eine große Heilkraft nachgesagt. Beispiele dafür sind: die Bartflechte (abwehrsteigernd gegen Erkältungen), Steinleberkraut, Isländisches Moos und die Lungenflechte (alle gegen Erkrankungen der Atemwege).

Kombucha ist aber weder Pilz (wird jedoch so genannt), noch Alge, Flechte oder Schwamm: Es entstand vielmehr eine neue Symbiose von Mikroorganismen, Essigsäure und

Hefe. Genau das passiert während des Gärungsprozesses, bei dem die Hefe den Zucker in Alkohol und Kohlendioxid umsetzt. Bakterien wandeln den Zucker außerdem in Zellulose um, was für das Wachstum des Pilzes von entscheidender Bedeutung ist. Zudem vergären die Bakterien aber auch den Alkohol zu Essig- und anderen organischen Säuren. Diese Säuren wiederum sorgen dafür, daß sich keine Krankheitskeime in dem Getränk niederlassen, denn nur die Essigsäuren sind gegen die im Kombucha enthaltenen Bakterien resistent – eine perfekte Lebensgemeinschaft, in der die verschiedenen Teile voneinander abhängen und ohne den anderen nicht überleben könnten.

## Kombucha – was Gutes darin steckt

Wirkungsweise der Inhaltsstoffe im einzelnen in Tabellenform:

| Inhaltsstoff | Bedeutung für den Körper |
| --- | --- |
| Enzyme | Wichtig für das Stoffwechselgeschehen und die Verdauung, zum Beispiel Invertase, Amylase, proteolytisches (eiweißspaltendes) Enzym |
| Glukuronsäure | Verbindet sich mit Schlacken sowie Körpergiften und hilft, diese über das Lymphsystem abzubauen. Entgiftet |
| Milchsäure | Enthält besonders viel rechtsdrehende L(+-)Milchsäure). Bekämpft linksdrehende, die Muskulatur übersäuernde Milchsäure (und damit Muskelkater) |

| | |
|---|---|
| Vitamin B | Alle B-Vitamine sind wichtig für das Nervensystem, Hefen enthalten viel davon |
| Vitamin C | Stärkt das Immunsystem gegen Infektionen, lebensnotwendiges Vitamin |
| Vitale Hefen | Hefezellen kräftigen und stützen das Immunsystem, enthalten darüber hinaus Lecithin und Vitamine |
| Glukonsäure Essigsäuren Weinsäure Oxalsäure Zitronensäure | Entstehen im Brauprozeß und lösen die Hefe aus dem Pilzgeflecht. Machen Kombucha resistent gegen zu frühe Auflösung im Magen, bleiben im Darm aktiv |
| Koffein Alkohol | Spuren von beidem vorhanden, wirken aufmunternd, bekämpfen Müdigkeit |

## Schon die alten Chinesen wußten, was gut ist

Schon vor 2000 Jahren tranken die Chinesen den Tee, der aus einer Mischung von Kombucha-Pilz (damals hieß er Tsche), Schwarz- oder Grüntee sowie Zucker besteht. Doch aus dieser Zeit gibt es wenig Berichte darüber. Ein erster Anhaltspunkt ist die Behandlung des koreanischen Arztes Kombu, der mit seinem Cha (Tee) vor 1600 Jahren den japanischen Kaiser von einer Gastritis erlöste. Daher – so besagt die Legende – stamme auch der Name Kombucha.

In den europäischen Raum kam Kombucha wahrscheinlich über Rußland. Dort hat man schon immer die Tradition von gebrauten Getränken gepflegt. Ob Weißkohl oder Roggenmehl und Mais – die Russen ließen es gären und tranken die säuerlichen, moussierenden Getränke mit Vergnügen. Woher sie den Pilz Kombucha bekamen, weiß niemand mehr. Doch die einfachen Bauern kamen schnell dahinter, daß es sich um mehr handelte als um ein durstlöschendes Erfrischungsgetränk. Es ranken sich noch heute viele Legenden um die magischen Heil- und Verjüngungseffekte des Kombucha.

Von dort aus erreichte Kombucha das Baltikum, Polen, die Tschechoslowakei und den ostdeutschen Raum. In Deutschland wird Kombucha wissenschaftlich zum ersten Mal 1913 erwähnt. In einem medizinischen Fachblatt wurde ein Exemplar des Kombucha-Pilzes vorgestellt, das aus Mitau (ehemals Kurland) stammte. Weiter hieß es, daß das dort ansässige Dienstpersonal den Pilz zum Brauen eines Getränks benutzte, das gegen viele verschiedene Krankheiten eingesetzt würde. Woher der Pilz kam, konnte man sich schon damals kaum erklären, man glaubte, daß russische Seeleute den Pilz mitgebracht hätten.

1915 folgte dann ein Bericht aus dem Baltikum, demzufolge am Polytechnikum in Riga zwei Jahre lang mehrfach eine bestimmte Kombucha-Kultur gezüchtet und wissenschaftlich untersucht worden war. Über die Ergebnisse ist nichts bekannt.

Während des Ersten Weltkriegs veröffentlichten polnische Apotheker Berichte über einen Pilz namens Kombucha, der für die zu Kriegszeiten schwierige Essig-Herstellung sehr gute Dienste leistet, und über ein Abführmittel, das aus dem Pilz und Tee gewonnen wird und überaus wirksam ist.

Von 1925 bis 1930 trat Kombucha dann einen regelrechten Siegeszug an. Fast gleichzeitig wurde er in der ehemaligen Tschechoslowakei, Dänemark und Ostdeutschland, schließlich in ganz Deutschland zum beliebten Hausmittel. In Prag stellte man erstmals einen Kombucha-Preßextrakt her, der unter dem Namen »Kombuchal« verkauft wird.

Im Zweiten Weltkrieg geriet Kombucha wieder beinahe in Vergessenheit, was zum Teil auch daran gelegen sein kann, daß Tee und Zucker, die für die Zubereitung notwendig waren, bald Mangelwaren wurden.

## Dr. Rudolf Sklenar und 30 Jahre Erfahrung mit dem Teepilz

Ein Oberhesse sorgte 1964 mit einem ersten Buch für die Rückbesinnung auf den Teepilz Kombucha in Deutschland (wo er seit Kriegsbeginn in Vergessenheit geraten war). Dr. Rudolf Sklenar hatte als Arzt in Feldlazaretten eine Kombucha-Kultur über die Kriegswirren gerettet und beschäftigte sich nach dem Krieg weiter mit dem Pilz. Ihm verdanken Kombucha-Anhänger sehr viel.

In seiner eigenen Praxis empfahl Dr. Sklenar das Kombucha-Gärgetränk – so wie er es im Krieg in Rußland von den Bauern gelernt hatte – besonders gegen Stoffwechselkrankheiten, Rheuma, Gicht, Magen-Darm-Leiden, hohen Blutdruck, erhöhte Blutfettwerte (Cholesterin) und Blutzucker (Diabetes). 30 Jahre Erfahrung mit Kombucha und nicht wenige Erfolge lagen hinter dem Arzt, als er seine Ergebnisse in den sechziger Jahren zu veröffentlichen begann.

Ein besonderes Interesse zeigte der Mediziner mit eigenem Labor an Krebserkrankungen. Er hatte immer die Vorstellung, mit natürlichen Mitteln Krankheitsherde beseitigen zu können, und erforschte Kombucha auch für diese ganz spezielle Therapie (siehe nächsten Abschnitt).

Auch wenn er das ersehnte Krebs-Wundermittel nie gefunden hat, mit seinen Empfehlungen zur natürlichen Therapie verschiedenster Erkrankungen hat sich der Arzt ein Denkmal gesetzt, denn das Fertiggetränk »Kombucha-Tee nach Dr. Sklenar« ist in ganz Europa verbreitet. Der Vater des Kombucha starb 1987 im Alter von 75 Jahren.

## Ein Pilz für die Killerzellen – die Kombucha-Krebstherapie

Operationen, Bestrahlungen und Chemotherapien waren für Dr. Rudolf Sklenar nicht der ersehnte Weg zur Behandlung von Krebsleiden.

Er versuchte sein Leben lang, einen Pilz oder anderen Mikroorganismus zu finden, mit dem er den vom Krebs gestörten Organismus heilen konnte. Bei seinen vielzähligen Versuchen arbeitete er auch mit Kombinationen, zu denen Kombucha einen Anteil leistete. Denn dessen Wirksamkeit bei anderen Krankheiten hatten er und seine Patienten bewiesen.

Wer heute Sklenars Protokolle läse, würde sicher über manche Formulierung stolpern, die nach Wunschtraum klingt. Der praktische Arzt behandelte seine Krebspatienten zum Beispiel mit einer Kombination von Kombucha-Trinktherapie und Kolipräparaten. Er meinte, es komme daraufhin im Körper zu einer Vernichtung von Mikroorganismen, wie Viren, Pilzen Bakterien, und hoffte, damit könnten auch Killerzellen gegen den Krebs zum Handeln ermuntert werden. Zudem würde der Organismus von Schlacken und schädlichen Ablagerungen wie Cholesterin und Harnsäure befreit. Innerhalb der Trinktherapie beobachtete Sklenar darüber hinaus eine Belebung des gesamten Drüsensystems und des Stoffwechsels.

Das wiederum würde zu einer Verhinderung und Beseitigung von übermäßigem Fettansatz im Körper führen, meinte der medizinische Forscher.

Was von Sklenars Träumen blieb und inzwischen auch nicht mehr von allen Krebsspezialisten völlig abgelehnt wird, ist das Trinken von Kombucha als biologische Zusatz-Therapie zur Entgiftung des Körpers und zur Stärkung der körpereigenen Abwehr bei Patienten in der Chemotherapie. Kombucha kann dabei helfen, es schadet sicher nicht, aber es kann auch nicht Krebs heilen. Zu diesem Ergebnis kamen auch Schweizer Krebsforscher, die sich ganz offen mit Außenseiter-Methoden in der Krebstherapie beschäftigen. Für die Spezialisten gab es keinen Hinweis einer Wirkung von Kombucha auf Krebszellen.

## Röntgenstrahlen, Radioaktivität und Kombucha

Erstaunliche erste Ergebnisse einer Kombucha-Behandlung von noch gesunden, aber strahlenbelasteten Tschernobyl-Patienten: Schon nach kurzer Zeit verbesserten sich ihre Strahlenmeßwerte. Warum das so ist, können auch die russischen Forscher noch nicht sagen. Die entgiftende Wirkung des Pilzes scheint auch bei Strahlenbehandlungen, Röntgenstrahlen und eben sogar bei radioaktiver Belastung des Organismus weiterzuhelfen.

Die Basis zu solchen Forschungen legte ein niedersächsischer Arzt namens Dr. Reinhold Wiesner aus Schwanewede. Er therapiert seine Patienten mit verschiedenen Naturheilmethoden, unter anderem mit Kombucha. Um herauszufinden, welche Methode zu welchem Patienten paßt, erfand er den sogenannten Bioresonatorentest. Dabei ging Wiesner von der These aus, daß jede Krankheit im Körper ein Energieloch auslöst. Dieses Loch kann mit verschiedenen Therapien wieder »aufgefüllt«, der Energiebedarf gesenkt werden.

Wiesner entnimmt seinen Patienten für den Bioresonatorentest zwei Milliliter Blut. Die vom Blut in destilliertem Wasser gemessenen Schwingungen ergeben Meßwerte, mit deren Hilfe dann das Medikament dazu gefunden werden kann. Nach etwa achtwöchiger Behandlung wiederholte Wiesner dann den Test. Dabei wurde ein deutlich geringerer Energiebedarf gemessen. Wiesner sah sich damit darin bestätigt, daß der Patient geheilt ist.

Als nächstes machte sich der Mediziner daran, Kombucha mit Immunabwehrstoffen wie Interferon zu vergleichen. An der Untersuchung nahmen 250 Patienten mit Asthma, Rheuma und Nierenkrankheiten teil. Bei der Kombucha-Behandlung von Rheuma und einigen Nierenleiden erwies sich das Naturheilmittel nicht weniger erfolgreich als Interferon-Präparate. Bei Asthma war Kombucha den anderen Mitteln sogar überlegen.

Diese wissenschaftliche Basis, die den Wert des biologischen Nahrungsmittels für das Immunsystem und auch die entgiftende Wirkung erwiesen, führte zu den ersten Versuchen mit strahlenbelasteten Patienten.

# Ihr Immunsystem
# würde Danke sagen

Unsere Welt ist voll von Krankheitserregern. Mit jedem Atemzug nehmen wir nicht nur chemische Schadstoffe, Pollen, Staubpartikel und winzige Teilchen von Tierhaaren, Vogelfedern oder anderen gesundheitsgefährdenden Stoffen in unsere Lungen auf, sondern auch zahlreiche Bakterien, Viren, Pilze und andere Mikroorganismen. Würde ein Neugeborenes in so einer feindseligen und zerstörerischen Umgebung ungeschützt in die Welt gesetzt, wären seine Überlebenschancen kaum der Rede wert.

Daß es den Menschen trotzdem gibt und daß er sich so erfolgreich vermehrt und in allen Ecken und Enden dieser Welt überlebt, das verdankt er in erster Linie dem intelligenten Schutzplan der Natur – seinem Abwehrsystem. Keinem Feldherrn in der Geschichte der Menschheit ist es jemals gelungen, einen Verteidigungsplan auszudenken, der perfekter ausgeklügelt und aufgebaut wäre als das Immunsystem – die körpereigene Abwehr.

## Zwei Verteidigungslinien für den Körper

Die Natur geht aufs Ganze, wenn es sich um den Schutz des menschlichen Körpers vor den Attacken der Krankheitserreger handelt. Damit nichts schiefgeht, hat sie gleich eine doppelte Strategie entwickelt und zwei unterschiedliche Verteidigungslinien entworfen, die weitgehend unabhängig voneinander arbeiten können.

Die erste Verteidigungslinie entwickelt sich sozusagen gleichzeitig mit dem Menschen, und zwar noch im Mutterleib. Bereits ein Neugeborenes wird durch die Abwehrmaßnahmen dieser ersten, angeborenen Verteidigungslinie wirksam geschützt. Deshalb heißt dieses Abwehrsystem auch »angeborene Immunität«.

Die zweite, weitaus kompliziertere Verteidigungslinie, die auch gegen spezielle und besonders aggressive Angreifer einen sicheren Schutz bieten kann, entwickelt sich erst nach der Geburt des Menschen – es dauert sogar ein bis zwei Jahre, bis er alle Raffinessen dieser zweiten Verteidigungslinie erwirbt und sie zu seinem Nutzen einsetzen kann. Daher wird dieses Abwehrsystem auch als »erworbene Immunität« bezeichnet.

Deshalb ist es gut, wenn ein Kind in den ersten Lebensjahren verschiedene Virusinfektionen durchmacht, die zu einem entsprechenden »Training« des Immunsystems führen. Durch die Auseinandersetzung mit den Krankheitserregern reift das kindliche Immunsystem allmählich heran und baut seine Widerstandskräfte aus. Übertriebene Sorge vor harmlosen Infektionen – etwa vor jedem kleinsten Schnupfen oder Erkältung – ist daher nicht vernünftig. Allerdings sollten insbesondere kleine Kinder vor ernsthaften Infektionskrankheiten geschützt werden, die zu schweren Komplikationen führen können – zum Beispiel Diphtherie oder Masern.

Bei Menschen, deren Immunsystem ordnungsgemäß funktioniert, greifen diese beiden Verteidigungsstrategien wirksam ineinander und können, wenn sie voll »aufgedreht« werden, jeden Krankheitserreger in Schach halten und den Menschen zuverlässig vor Erkrankungen schützen.

## Das angeborene Immunsystem – die erste Verteidigungslinie

Die Verteidigung der ersten Linie fängt mit einer Reihe einfacher mechanischer und chemischer Schutzmechanismen an. Sollten diese ersten Barrieren versagen und der Krankheitserreger in das Innere des Körpers eindringen, tritt das »Fußvolk« des angeborenen Immunsystems in Aktion: spezielle Immunzellen, die im Nahkampf von Zelle zu Zelle den Eindringling bekämpfen können. Außerdem verfügt das angeborene Immunsystem über ein hochwirksames Waffensystem – das sogenannte Komplementsystem.

Im Mittelalter waren Städte mit dicken, hohen Mauern umgeben, die die Einwohner vor dem Feind schützen sollten. An den Toren, durch die man die Stadt betreten konnte, waren bewaffnete Wachposten stationiert, die unerwünschten Besuchern den Eintritt verwehrten.

Ähnlich schützt sich der Körper vor unerwünschten und gefährlichen Eindringlingen. Er ist von einer schützenden Hülle – der Haut und den Schleimhäuten – umgeben; an allen Eintrittspforten in das Innere des Körpers sind »Wachposten« aufgestellt.

## Noch eine Mauer: unsere Haut

Eine gesunde, intakte Haut ist ein hochwirksamer Schutz vor Eindringlingen jeglicher Art. Für Krankheitserreger ist es praktisch unmöglich, durch eine unverletzte Haut in den Körper zu gelangen. Außerdem sorgt eine gesunde Haut auch dafür, daß sich krankmachende (pathogene) Keime gar nicht erst an ihrer Oberfläche niederlassen und den Organismus belagern können. Talgdrüsen halten die Haut nicht bloß geschmeidig – sie produzieren auch Substanzen, die für viele Krankheitserreger hochgiftig sind. Außerdem leben an der Oberfläche einer gesunden Haut zahlreiche Mikroorganismen (sogenannte Kommensalen), die für den Menschen in aller Regel nicht gefährlich sind, sondern sogar im Gegenteil dem Organismus helfen, unerwünschte Mikroorganismen zu verjagen.

Durch falsch verstandene Körperhygiene und übertriebenes Waschen kann man sich einen Bärendienst erweisen: Wer zu häufig seine Haut mit scharfen, stark entfettenden Seifen oder Waschlotionen schrubbt, befreit sie letztendlich nicht nur von Schmutz, sondern beraubt sie auch ihrer Schutzschicht. Regelmäßiges Waschen ist wichtig und notwendig – doch reicht eine Waschung morgens und eine Dusche abends vollkommen aus. Täglich ein ausgiebiges heißes Vollbad, eventuell mit Zusätzen, die die Haut strapazieren, ist ausgesprochen ungesund und nicht empfehlenswert. Die Haut wird dann trocken, spröde und rissig – winzige Wunden bieten für Krankheitskeime jeglicher Art bequeme Eintrittspforten!

Damit unser Körper trotz der perfekten Abschirmung Kontakt mit der äußeren Welt aufnehmen kann, befinden sich in der Haut zahlreiche Öffnungen. Augen, Nase, Mund, Ohren, die Genitalien – all diese Öffnungen führen direkt ins Innere des Körpers. Hier könnten doch Krankheitserreger ungehindert in den Körper eindringen?

Selbstverständlich versuchen sie das. Doch wenn das angeborene Abwehrsystem reibungslos funktioniert, kommen die meisten Keime nicht sehr weit. Denn hier werden erstmals auch chemische Abwehrmaßnahmen wirksam.

## Chemische Waffen: Säure, Schleim und Tränen

Alle Öffnungen des Körpers sind am Übergang zum Körperinneren mit Schleimhäuten ausgekleidet. Die Schleimhäute – das kann man getrost sagen – haben es in sich: Ihre Zellen produzieren eine zähe, glitschige Flüssigkeit – den Schleim, in dem die meisten Erreger und Schadstoffe kleben bleiben. Hier, auf der schlüpfrigen Oberfläche der Schleimhaut, setzt General Natur neben den mechanischen noch stärkere Waffen ein – die chemischen: Enzyme, die in der Lage sind, Mikroorganismen zu zerstören.

Enzyme sind die kleinsten Zauberkünstler der Natur: hochspezielle Eiweißmoleküle, die dem Stoffwechsel den notwendigen Anstoß geben, damit er stattfinden kann. Ohne Enzyme gäbe es kein Wachstum, keinen Auf- oder Abbau von biologischem Material und auch keine Verdauung. So zum Beispiel zerlegen die Verdauungsenzyme des Magens und Dünndarms die aufgenommene Nahrung in einzelne Moleküle, damit sie vom Blut aufgenommen werden kann. Verständlich, daß solche Enzyme für Mikroorganismen recht gefährlich werden können, wenn sie ihnen zu nahe auf die Pelle rücken: Sie lösen Bakterien oder Viren einfach auf und verdauen sie. Auch das Lysozym, mit dem die Schleimhäute an den Eintrittspforten in das Innere des Körpers ausgestattet sind, gehört zu so einer Gruppe von Enzymen.

## Kombucha dockt ans Immunsystem an

Der niedersächsische Arzt Dr. Reinhold Wiesner in Schwanewede untersucht in einem speziellen Verfahren seit Jahren verschiedene Naturheilmittel. Er verglich, wie weiter oben schon erwähnt, die Wirksamkeit eines – auch in der Krebstherapie üblichen – Interferon-Präparats bei Asthma, Rheuma und Nierenkrankheiten mit der von Kombucha. Bei 250 Patienten, die am Versuch teilnahmen, ergab sich folgendes Bild: Bei den Rheuma- und Nierenkranken lag Kombucha nicht viel schlechter in seiner antibiotischen Wirkung als das Interferon-Präparat, bei den Asthmatikern war die Wirkung von Kombucha der von Interferon sogar überlegen.

Mit Hilfe seiner Säuren und der Hefepilze mischt sich Kombucha ganz heftig ins Stoffwechselgeschehen ein und erreicht somit alle für das Immunsystem entscheidenden Stellen. Außerdem entgiftet es den Körper und sorgt damit für eine Hygiene im Abwehrmechanismus, die diesen noch effektiver arbeiten läßt.

Schon aus diesem Grund ist das Kombucha-Gärgetränk auch für Menschen zu empfehlen, denen es eigentlich gutgeht. Allerdings sollte von einer Dauertherapie mit täglichem Trinken von drei Gläsern (je ein Achtelliter) Kombucha abgesehen werden. Denn gerade die starke Wirksamkeit dieses Naturheilmittels kann bei Gewöhnung des Körpers an die tägliche Dosis verlorengehen. Besser: Drei Monate trinken und einen Monat aussetzen. Damit wird dem Körper Gelegenheit gegeben, auf die Einnahme zu reagieren.

# Gesunder Darm, gesunder Körper dank Kombucha

## Der Tod wohnt im Darm

Vor Jahrhunderten gab es Perioden in der Medizin, wo diese Volksweisheit ganz wörtlich genommen und jede schwerere Erkrankung zuerst mit Einläufen behandelt wurde. Heute wissen wir vieles besser. Und doch bleibt dieser Spruch in seiner Gültigkeit noch immer wahr.

Kombucha ist gerade im Stoffwechsel und Verdauungstrakt eine Art Wunderwaffe. Die komplexen, vielfältigen Aufgaben des Verdauungstraktes machen klar, wie viele Störungen möglich sind, die zu Krankheiten führen können. Deshalb an dieser Stelle ein paar wichtige Anmerkungen zu diesem Thema. Bei dem chronischen Verlauf einer Darmerkrankung nimmt die Gesundheit des ganzen Menschen ab. Der Alterungsprozeß setzt früher und schneller ein, und damit kommt letztlich tatsächlich »der Tod aus dem Darm«. Darmleiden haben sogar Auswirkungen auf die seelische Verfassung eines Menschen, können Depressionen auslösen oder fördern.

Für den größten Teil dieser Störungen ist jedoch jeder einzelne selbst verantwortlich. Wie die Betrachtung der folgenden Erkrankungen zeigen wird.

## Verstopfung (= Obstipation)

Darmkrankheiten sind eine Zivilisationsseuche, Verstopfung zählt zu den häufigsten Volkskrankheiten Mitteleuropas und der USA.
Hauptursachen der Verstopfung sind:

- zivilisiertes Leben,
- falsche Ernährung,
- Bewegungsmangel und
- Medikamentenmißbrauch.

Nach gängiger Meinung muß der Darm einmal täglich geleert werden – möglichst stets zur gleichen Zeit, nach dem Frühstück. Im allgemeinen stimmt das. Aber der menschliche Körper ist keine einstellbare Maschine. Und einer gleicht nicht dem anderen. Es gibt individuelle Strukturen, wo eine Darmentleerung alle zwei Tage – oder sogar noch seltener – natürlich und damit durchaus richtig ist.

Ganz falsch dagegen wäre, einer Norm wegen zu Abführmitteln zu greifen! Solange sich kein aufgeblähtes Unwohlsein einstellt, solange der Stuhldrang nicht länger als maximal vier Tage auf sich warten läßt und der Stuhl sodann noch weich geformt ist, besteht kein Grund zur Besorgnis.

- Stellen sich jedoch Druck- und Völlegefühl ein,
- bilden sich übermäßig Blähungen,
- ist der Stuhl schwer zu entleeren und deutlich hart –

dann spricht man von Obstipation oder Verstopfung.

## *Akute Verstopfung*

Im akuten Fall kann eine Verstopfung auch folgende Ursachen haben:

- Zeitverschiebung, Kostumstellung, anderen Tagesrhythmus auf Reisen
- Krankheit mit Bettruhe und damit Bewegungsarmut
- ballaststoffarmes Essen
- aus Zeitmangel übergangener Stuhldrang
- seelisch-nervöse Belastungen

Eine solch akut auftretende Verstopfung sollte stets erst einmal mit bewährten Hausmitteln angegangen werden und nicht mit Abführmitteln, die dem Darm die Arbeit abnehmen und ihn erst richtig träge werden lassen.
Bewährte Hausmittel gegen Verstopfung sind:

- ein Glas Kombucha vor dem Essen trinken
- Ballaststoffe (Weizenkleie, Leinsamen)
- Trockenfrüchte (Backpflaumen, Feigen)
- reichlich Rohkost (vor allem Sauerkraut!)
- morgens nüchtern einen Apfel essen
- oder ein Glas lauwarmes Wasser trinken
- oder einige Schluck des ersten Morgenurins (ein nahezu sicheres Mittel, wenn man sich dazu durchringen kann)

Bei spastischer Verstopfung, wenn trotz Krämpfen im Bauchraum kein Stuhlgang zustande kommt, hilft meist eine Teemischung aus Baldrian und Kamille zu gleichen Teilen, in kleinen Schlucken langsam getrunken. Solchen Tee kann man auch zur Kombucha-Herstellung verwenden.

## *Chronische Verstopfung*

Kehren solche akuten Verstopfungszustände

- immer wieder auf
- oder häufen sich in kurzer Zeit,
- wird Stuhl zu selten,
- zu unregelmäßig
- oder in zu kleinen Mengen abgesetzt –

dann spricht man von chronischer Verstopfung.

Dabei ist der Kot sehr stark eingedickt, hart, bröckelig, teilweise wie runde Kügelchen, die nur unter starkem Preßdruck ausgeschieden werden können – was wieder verheerende Folgen für etwa vorhandene Hämorrhoiden hat.

Blähungen und Völlegefühl können dabei zu Appetitmangel führen. Trotzdem ist der Leib dick aufgebläht. Da die Nahrungsschlacken zu lange im Darm bleiben und dort Fäulnis und Gärung auslösen, entstehen Gifte, die in den Körper zurückwirken. So kann eine Selbstvergiftung (= Autointoxikation) aus dem Darm kommen.

Folgestörungen dieser Selbstvergiftung bewirken:

- Kopfschmerzen bis hin zur Migräne
- rheumatische Gelenkschmerzen
- Herzbeschwerden durch Zwerchfellhochstand wegen der erhöhten Gasbildung
- Leber- und Gallestörungen (Entgiftungsstation!)
- Nierenstörung (Ausscheidungsfunktion)
- Hautunreinheiten, Akne
- Nervosität

- Müdigkeit und Vitalitätsverlust
- Verstimmung bis zu Depressionen

Abführmittel gegen chronische Verstopfung eingenommen, bringen nur vorübergehende Hilfe. Denn die Dosis muß dauernd gesteigert werden und hilft schließlich gar nicht mehr. Nehmen solche »verstopfte« Patienten dann trotzdem gewohnheitsmäßig weiter Abführmittel ein – und das manchmal über Jahre! –, dann arbeiten die natürlichen Vorgänge der Peristaltik (Knetarbeit) und der Verdauung (Zersetzung) immer weniger. Aus einer Schwäche und Störung wird ein deutliches Krankheitsbild. Der Mißbrauch von Abführmitteln macht eine Entwöhnung notwendig, die ein Therapeut (Arzt, Heilpraktiker) durchführen sollte. Selbstbehandlung reicht da nicht mehr aus.

Abführmittel heilen chronische Verstopfung niemals! Da sie fast immer durch falsche (ballaststoffarme) Ernährung, durch Bewegungsmangel und seelisch-nervösen Streß entstanden ist, soll sie auch über diese Ursachen behandelt werden. Nach einer gründlichen Darmreinigung (zum Beispiel Colon-Therapie beim Heilpraktiker) müssen Schäden an der Darmschleimhaut behoben werden, sodann muß die gesunde, natürliche Darmflora wieder aufgebaut werden mit den Symbionten (Bakterienstämmen), die die physiologische Arbeit im Darm zu leisten haben. Auch an dieser Stelle leistet Kombucha fabelhafte Dienste.

Auf jeden Fall soll chronische Verstopfung vom Fachmann (Arzt oder Heilpraktiker) behandelt werden, denn es können sich auch weitaus ernstere Erkrankungen (bis hin zu Krebs), die es aufzuspüren gälte, hinter diesem Symptom verstecken.

## Durchfall (= Diarrhöe)

Man spricht von Durchfall bei zu schneller Passage durch den Darm, bei zu häufiger, dünner bis flüssiger Entleerung.

Die häufigste Ursache sind Magen-Darm-Infektionen, die sich oft ansteckend – vor allem unter Kindern – rasant ausbreiten. Gefährdet sind auch (oft ältere) Menschen, die angefaulte oder angeschimmelte Lebensmittel nicht rigoros wegwerfen, sondern nur befallene Stellen ausschneiden und sich so infizieren. Die schädlichen Bakterien überfluten dann das körpereigene Immunsystem, und der Körper wehrt sich durch heftiges Austreiben dieser Störung, eben durch schnelle Darmentleerung.

Ursachen eines akuten Durchfalls können sein:

- Bakterien: Salmonellen, Ruhr, Staphylokokken, Koli
- Viren: Sommergrippe
- Parasiten: Amöben, Cholera, Würmer, Pilze
- Toxine (Gifte): aus Pilzen, aus Staphylokokken

Ursachen eines *chronischen* Durchfalls können sein:

- funktionelle Störungen (Reizdarm)
- organische Erkrankungen: Entzündungen, Tumore (Polypen, Krebs)
- Malabsorption (Störung der Nahrungsaufnahme aus dem Darm)
- Maldigestion (fehlerhafte Verdauung durch Salzsäuremangel im Magen, Pankreas- oder Gallenerkrankung)
- chronische Infekte (Tuberkulose, Amöben)
- Allergien

Neben der »Darmgrippe« lösen auch immer mehr allergische Reaktionen Durchfall aus. So wie Allergien allgemein

sprunghaft zunehmen, gibt es auch immer mehr Nahrungs-
mittelunverträglichkeiten. Allergische Reaktionen auf Nähr-
stoffe, von bestimmten Getreidesorten über Milchprodukte
bis zu einzelnen Obst- und Gemüsearten oder Fleisch, meh-
ren sich. Solche Allergene lassen das Immunsystem über-
schießen. Entzündungen der Darmschleimhaut und Durchfall sind meist die Folge.

Sowohl die ungenügende Reaktion des Immunsystems (bei
Infektionen) als auch die überschießende Reaktion (bei Allergien) werden nach heutigen Erkenntnissen der ungesun-
den, falschen Ernährung angelastet.

Ein großer Teil unserer Kost wird in Raffinerien haltbar gemacht, *denaturiert:* Faser- und Ballaststoffe werden als für
den Körper unnütz entfernt. Wir essen »tote« Nahrung statt
»lebendigem« (ballaststoffreichem) Obst und Gemüse, wir
essen

- zu schnell,
- zu kalorienreich,
- zu fett,
- zu spät abends.

Die Verdauung, der Stoffwechsel, das Immunsystem können
dem nicht mehr entgegensteuern.

Oft ist Diarrhöe auch Folge einer Antibiotika-Behandlung,
die die gesunde Darmflora ruiniert hat. Körpereigene Bak-
terienstämme sind abgetötet worden, die Darmflora ist
zerstört, die physiologische Zersetzung der Nahrung ist
nicht mehr möglich. Durchfall stellt sich ein, der leicht
chronisch werden kann. Bei der Diagnose »Antibiotika-
Schaden« wechseln Durchfall und Verstopfung oft ab. Fieber fehlt – im Gegensatz zu Infektionen – meist ganz. Wieder ein Fall für die dreimonatige Kombucha-Trinktherapie.

Bei leichten Fällen von Diarrhöe helfen Hausmittel: Ein bis zwei Tage wird auf Nahrung verzichtet, aber sehr viel getrunken, wobei sich Kräutertees eignen (Kamille, Pfefferminz, Eichenrinde). Diese können auch bei der Kombucha-Herstellung mit eingesetzt werden. Kombucha wird bei Durchfällen grundsätzlich nach der Mahlzeit getrunken.

Bei Reisediarrhöe hilft es oft, ausschließlich Cola-Getränke am ersten Tag der Erkrankung zu sich zu nehmen. Meist kann schon am zweiten Tag mit Salzstangen, Zwieback, trockenem gekochtem Reis, geriebenem Apfel und geschlagener Banane die Ernährung wieder aufgebaut werden. Um Reisedurchfall zu vermeiden, ist es ganz wichtig, nur Mineralwasser aus Flaschen, also kein Leitungswasser, zu trinken, kein (offen verkauftes) Speiseeis zu essen und – so schwer es auch fällt – alle Salate und gewaschenes Obst zu meiden.

In »knoblauchreichen« Ländern gibt es sehr viel weniger Erkältungskrankheiten und Darminfektionen! Rohe Knoblauchzehen wirken antibiotisch und sollten bei einer Durchfallerkrankung über den Tag verteilt gegessen werden.

Einen normalen Durchfall sollte man nicht medikamentös stoppen, sondern innerhalb von längstens drei Tagen auf natürliche Weise (siehe oben) zum Stillstand bringen.

# Kombucha
## zum Selbermachen

Eine Sache, die nicht verschwiegen werden darf, ist der Preis von Kombucha-Produkten. Das Gärgetränk kostet etwa 15 Mark pro Liter (das entspricht in etwa der Dosis für einein- halb Tage), der Preßextrakt sogar um die 60 Mark. Da liegt es nahe, sich das Getränk selbst anzusetzen. Doch dabei muß man sehr vorsichtig sein, sonst könnten Krankheitserreger in das Gärgetränk geraten. Ein abgeschlossenes Gefäß, die rich- tige Temperatur und Sorgfalt sind nötig, um ein gesundes Kombucha-Getränk zu brauen. Der größte Feind des Kom- bucha-Pilzes ist übrigens Zigarettenrauch (Schimmelbil- dung). Der zerstört den Pilz in kürzester Zeit. Also suchen Sie sich eine rauchfreie Zone mit der richtigen Temperatur (ca. 23 Grad Celsius), um den Ansatz zu lagern. Sonne braucht der Pilz für den Gärungsprozeß nicht.

**Wo bekommt man einen sauberen und gesunden Pilz her?**

Der beste Tip ist Ihre Apotheke (meistens nicht vorrätig, muß bestellt werden). Zwar werden auch in Anzeigenblättern im- mer mal wieder solche Pilze angeboten, doch ist hier Vor- sicht geboten, denn Sie wissen nicht, wie der Vorbesitzer mit dem Kombucha umgegangen ist, ob die heilende Symbiose noch intakt ist. Zudem werden auf dem Schwarzmarkt gera- dezu unglaubliche Preise von bis zu 150 Mark für ein winzig kleines Stück verlangt, während der Pilz in der Apotheke für knapp 50 Mark (100 g) oder knapp 100 Mark (300 g) zu bekommen ist. Und dabei haben Sie die Sicherheit, daß der Pilz »sauber« ist und auf die richtige Weise gezogen.

Im Grunde können Sie nicht mal einen geschenkten Pilz annehmen, denn auch dort besteht die Gefahr, daß der Pilz verunreinigt ist. Die sogenannten Essig- oder Fruchtfliegen beispielsweise lieben den Kombucha-Pilz als Brutstätte. Sie legen ihre Eier auf die Pilzoberfläche, und binnen Tagen schlüpfen eklige weiße Maden. Sie könnten Ihren Ansatz dann nur noch durch die Toilette entsorgen. Und das wäre schade.

## Sie brauchen ...

Schwarzen Tee oder – je nach gewünschter Wirkung – einen Kräutertee (siehe »Womit läßt sich Kombucha kombinieren?«). Ein Mulltuch, ein etwa 1,5 oder 2,5 Liter fassendes, hohes Glas (je nach beabsichtigter Menge) und ein großes Gummiband. Beim ersten Mal brauchen Sie auch eine Flasche Kombucha-Gärgetränk, denn ein Viertel des Ansatzes muß immer aus dem fertigen Getränk bestehen. Zucker gehört ebenfalls zu den wichtigen Zutaten. Sie können je nach Geschmack weißen oder braunen Zucker verwenden. Und natürlich müssen Sie sich den Pilz in der Apotheke besorgen. Jetzt können Sie Ihre eigene Kombucha-Produktion beginnen.

## Das Grundrezept für einen Liter Kombucha-Getränk

Das Rezept nach dem Kombucha-Vater Rudolf Sklenar sieht folgende Mixtur vor:

- 1 Liter warmer schwarzer Tee (aus einem Teelöffel Tee gewonnen).
- 100 – 125 g Zucker unter den heißen Tee rühren und auflösen.
- Den Pilz in die lauwarme Flüssigkeit einlegen.
- Einen Viertelliter Gärgetränk hinzufügen.
- Das Glas mit dem Mulltuch und dem Gummiband verschließen und acht bis zehn Tage stehen lassen.
- Dann wird die Flüssigkeit abgefiltert und in Flaschen gefüllt.
- Im Kühlschrank ist der Ansatz gut ein bis zwei Wochen haltbar.
- Täglich werden davon ein bis zwei Weingläser getrunken.

*Für den zweiten Ansatz* heben Sie den Pilz mit einem Holzlöffel aus dem Glas, füllen ihn in ein Sieb und spülen ihn gründlich durch (möglichst nicht mit den Händen berühren, da diese nie ganz keimfrei sind). Das Glas wird gründlichst gereinigt. Dann wird die ganze Prozedur wiederholt.

# So wird Kombucha eingesetzt

## Als Kompresse, Tee, Tropfen oder Crememaske

### Kompresse

Wenn Kombucha in einem runden, dicken Gefäß gebraut wird, entwickelt sich auf der Oberfläche ein stabiler Pilz, der in die benötigte Kompressen-Größe geschnitten werden kann. Lassen Sie den Pilz gut abtropfen, oder tupfen Sie ihn ab. Dann wird er direkt auf den Schmerzbereich gelegt und mit einem Handtuch verbunden. Unter Umständen – so wurde in einem Fall von Rheumatismus berichtet – kann im ersten Moment eine Verschlimmerung der Schmerzen auftreten, die aber bald darauf deutlich nachlassen. Die Kompresse soll (auf dem Bauch) auch gegen Verstopfung helfen, kann ansonsten gegen alle Gelenk- und Muskelschmerzen eingesetzt werden. Da sich der Pilz fast luftdicht auf die Haut legt, kann es sein, daß Ausschläge entstehen. Heben Sie die Kompresse immer wieder an, damit Luft darunter kommt. Und probieren Sie aus, wie lange Sie Kombucha auf der Haut überhaupt vertragen. Wenn es gleich zu Rötungen kommt, geben Sie lieber auf.

### Tee

Wie man das Getränk aus Tee, Zucker und Kombucha selbst braut, steht im Kapitel »Kombucha zum Selbermachen«. Aber natürlich können Sie Kombucha auch in der Apotheke oder im Reformhaus kaufen. Achten Sie auf das Herstellungsdatum, denn je frischer der wie Apfelwein schmeckende, moussierende Tee ist, desto geringer ist der Säuregehalt. Gerade bei ersten Therapieanwendungen ist der Geschmack entscheidend. Es schadet nicht, täglich zwei Liter davon zu trinken. Aber wie bei allen Heilmittel und sogar Vitaminkuren sollte man regelmäßige Pausen machen. Damit der Körper die Informationen, die ihm Kombucha eingegeben hat, entsprechend auswertet. Eine langfristige Therapie bedeutet, dreimal täglich einen Achtelliter Kombucha-Tee zu sich zu nehmen. Das kann man zwischen drei und sechs Monate lang durchziehen. Dann einen Monat pausieren und die Kur eventuell wiederholen. Kurzfristig zur Verbesserung des Allgemeinbefindens oder bei Therapie kleinerer Störungen sind dreimal täglich ein Achtelliter für drei Wochen zu empfehlen. Dann mindestens eine Woche kein Kombucha anwenden. Getrunken wird Kombucha immer nach den Mahlzeiten (es sei denn, eine Verstopfung wird behandelt). Inzwischen gibt es mit »Kombucha-Sport« einen gesunden Drink, der bei sportlicher Belastung einerseits durch Kombucha eventuellem Muskelkater entgegenwirkt und gleichzeitig den Mineralstoff- und Vitaminverlust im Körper durch die sportliche Belastung sofort ausgleicht.

*Tropfen*

Mit Kombucha-Tee in Flaschen auf Reisen zu gehen, wäre nicht sehr praktisch, und wegen des hohen Zuckergehalts mußte ohnehin eine für Diabetiker verträglichere Lösung gefunden werden. Aus dem Pilz selbst wird ein Extrakt gewonnen, der als D 1 oder Urtinktur (homöopathisch) bzw. als Tropfen in der Apotheke zu erhalten ist. Davon sollten täglich dreimal ein Teelöffel auf je ein halbes Glas Wasser eingenommen werden. Die Tropfen sind ein adäquater Ersatz für das Getränk.

## Crememaske

Einen Teil des Pilzes von der Oberfläche des selbstgebrauten Gärgetränks abheben, in größere Stücke schneiden und im Mixer zu einer feinen Creme schlagen. Die wird dann auf das Gesicht und den Hals aufgetragen. Legen Sie sich hin, ruhen Sie sich aus, und lassen Sie die Maske dabei etwa 20 Minuten lang wirken. Danach mit viel frischem Wasser abnehmen. Das Gesicht vorsichtig abtupfen (nicht rubbeln). Die Hefe, Vitamine und Mineralstoffe in der Pilzmasse straffen die Haut, versorgen sie mit Nährstoffen und lassen den Teint frisch und gesund erscheinen.

# Anwendungsgebiete
# für Kombucha

### Aids

Seit August 1995 verbreitete sich unter Aids-Kranken in den USA eine Nachricht. Im Vereinsblatt des Aids-Projekts Los Angeles stand die Geschichte eines Langzeit-Aids-Kranken, der eine deutliche Verbesserung seiner Lebensumstände durch Kombucha erreichte. Er fühlte sich schon nach kurzer Zeit besser, bekam wieder Appetit, konnte die Zahl seiner T-Zellen steigern und war nach mehreren Monaten Bettruhe sogar in der Lage, wieder aufzustehen. Zudem konnte er ein Medikament gegen Hautausschlag absetzen, weil nach ein paar Wochen mit Kombucha das Ekzem verschwunden war. Dieser Patient und viele andere, die sich inzwischen zu Wort gemeldet haben, sind ein Beweis dafür, daß sich der Versuch mit Kombucha lohnt.

Kombucha kann Aids genauso wenig heilen wie die unzähligen Medikamente, die die Betroffenen täglich einnehmen. Das einzige, was medizinisch bisher erreicht wird, ist eine Verlängerung des Lebens und die Steigerung der Lebensqualität. Und da kann Kombucha als Naturheilmittel ohne Nebenwirkung mithelfen.

### Allergische Ausschläge

Kombucha in solchen Fällen als Kompresse zu verwenden, kann nur empfohlen werden, wenn vorher ein Allergietest durchgeführt wurde. Dafür wird ein kleines Stück des Pilzes auf die Armbeuge gelegt und dort – bei Beschwerdefreiheit

– etwa fünf Minuten belassen. Zeigt sich keine Hautreaktion, können Sie mit der Kombucha-Kompresse Versuche unternehmen, ein Ekzem zu lindern. Die das Immunsystem stärkende Kraft des Tees ist aber gerade für eine Autoimmunschwäche wie Allergien sehr gut einsetzbar. Probieren Sie es deshalb vor dem Anlegen einer Kompresse erst mal mit einer kurzfristigen Trinktherapie.

## Alterskrankheiten

Viele für ältere Menschen typische Beschwerden hängen mit Verschleiß in Gelenken und der Arterienverkalkung zusammen. Und gegen diese grundsätzlichen Abbauerscheinungen kann Kombucha-Tee – frühzeitig angewendet – tatsächlich helfen. Eine konsequente längerfristige Therapie kann auch Durchblutungsstörungen aufhalten.

## Appetitlosigkeit

Bei Infektionskrankheiten, bei Chemotherapien und Aids ist die Appetitlosigkeit ein starkes Problem. Denn durch den Mangel an Nahrung und damit auch Vitaminen sowie Mineralien wird das Immunsystem zusätzlich unterminiert. Ohne Zufuhr von Nährstoffen werden die Abwehrkräfte immer schwächer. Kombucha-Gärgetränk baut den Körper wieder auf, wirkt appetitanregend und stärkt das Immunsystem.

## Arteriosklerose (im Anfangsstadium)

Kalkablagerungen in den Adern, die die Durchblutung erschweren und die Sauerstoffzufuhr des Körpers gefährden, können allmählich den Zellstoffwechsel ruinieren. Spürbar werden die Durchblutungsstörungen zuerst an Armen und Beinen. In einem frühen Stadium kann Kombucha helfen, wenn Sie eine längerfristige Kur damit beginnen.

## Arthritis

Erbliche Vorbelastung ist nicht die einzige Ursache für diese Erkrankung. Weitere Faktoren dabei sind übersäuernde Ernährung, Bewegungsmangel und Kälte. Eine Ernährungsumstellung ist notwendig: kaum Fett, wenig bis gar kein Fleisch, Alkohol, Weißmehl und Zucker meiden, statt dessen viel Obst, Gemüse, Honig. Kombucha wirkt in diesen Fällen am besten, wenn die Krankheit frühzeitig erkannt und das Gärgetränk baldmöglichst eingesetzt wird. Patientenberichte sprechen vom Ende grausamer Schmerzen bis hin zu der Aussage, die diagnostizierte Arthritis sei gänzlich verschwunden.

## Asthma

Diese Krankheit, deren Ursachen sowohl psychosomatischer, allergischer als auch physischer Art sein können, beeinträchtigt das Leben der Betroffenen sehr stark. Das Ringen um Luft, Panikgefühle, Schlafmangel (die meisten Anfälle gibt es nachts), aber auch die Belastung mit starken Medikamenten in Sprayform (nach Aussagen eines Arztes wirkt ein Stoß aus dem Asthma-Spray wie zehn Tassen starker Espresso auf den Organismus) schwächen das Immunsystem. Hier kann Kombucha mit seiner das Abwehrsystem stärkenden Wirkung erfolgreich helfen. Es entgiftet darüber hinaus den Körper und bekämpft damit wirkungsvoll Allergien. Forschungen, in denen Kombucha und Interferon als Vergleichstherapie angewendet wurden, ergaben bei Asthmatikern eine deutlich bessere Wirkung von Kombucha.

## Blähungen

Gerade im Verdauungsapparat leistet Kombucha ganz erstaunliche Dienste. Es regeneriert den Darm, wirkt mild abführend, wenn man es vor den Mahlzeiten zu sich nimmt, oder beendet Durchfall, wenn man es nach dem Essen trinkt. Blähungen oder Flatulenz, wie die Mediziner sagen, entstehen im Darm. Fehlen dem Verdauungsbrei die notwendigen Ballaststoffe, wie Salat, Gemüse, Obst sie der Nahrung geben, dann sammeln sich im Dickdarm Schlacken, die dort tage-, ja wochenlang gären, faulen und dabei stinkende Gase entwickeln wie ein Komposthaufen. Neben einer gesünderen, ballaststoffreichen Ernährung ist auch Kombucha ein exquisites Heilmittel.

### Blasenentzündung

Diese Infektion entsteht durch Bakterien und wird durch Unterkühlung gefördert. Die Folgen: vermehrter bis (akut) ständiger Harndrang mit schmerzhaftem Brennen, eventuell Blut im Urin, krampfartige Schmerzen im Unterleib. Frauen leiden wesentlich häufiger daran als Männer. Im akuten Fall helfen tatsächlich nur noch Antibiotika, in leichteren Fällen kann aber Kombucha eine Menge bringen.

### Blutdruck (hoher)
Siehe Hypertonie

### Blutfettwerte
Siehe Cholesterinwerte

### Bronchitis

Gerade bei entzündlichen Prozessen wie einer Bronchitis greift Kombucha auf mehreren Ebenen. Einerseits wirkt es antibiotisch, zum zweiten enthält es das Anti-Grippe-Vitamin C, drittens stabilisiert und unterstützt es das Immunsystem, damit dieses mit der Infektion fertig werden kann. Zu empfehlen sind täglich drei Gläser Kombucha nach dem Es-

sen. Zusätzlich kann es auch hilfreich sein, über Nacht Tee-
baumöl auf eine Aromalampe zu geben, weil auf diese Weise von außen her die Bakterien bekämpft werden, während
man schläft.

## Candidiasis/Pilzinfektion

Pilzerkrankungen an Füßen, im Mund und auf der Kopfhaut
sind relativ leicht zu erkennen. Schwieriger ist die Frage, ob
sich Pilze im Darm angesiedelt haben. Sicher läßt sich das nur
über eine Stuhlprobe, die an ein Labor geschickt werden
muß, klären. Einen kleinen Test auf Pilze kann jeder selbst
machen: Lassen Sie ein Glas mit Ihrem Urin 24 Stunden lang
stehen (am besten in einem verschließbaren Glas, da sonst
Geruch entsteht). Entdecken Sie dann gelbliche Brösel darin,
sollten Sie sich an einen Arzt oder Heilpraktiker wenden und
die Sache näher untersuchen lassen.
  Wenn man bedenkt, daß Kombucha extrem viel Hefe enthält, scheint es gegen den Hefepilz Candida albicans nicht
das adäquate Mittel zu sein. Da aber Kombucha immer versucht, den Darm in ein natürliches Gleichgewicht zu bringen,
ist das Pilzgetränk sogar eine gute Waffe im Kampf mit den
Darmpilzen. Denn seine Hefen sind anders als die des Candida albicans, dienen diesem Pilz also nicht als Nahrung, sondern bekämpfen ihn. Dreimal täglich ein Glas Kombucha
über drei Monate sollten das Problem lösen.

## Cholesterinwerte (erhöhte)

Ganz erstaunliche Wirkung hat die Kombucha-Trinktherapie
gerade bei Patienten, die unter erhöhten Cholesterinwerten
leiden. Wenn die Blutfettwerte nicht stimmen, erhöht sich
die Gefahr von Herzkranzgefäßkrankheiten und Arterio-
sklerose. Eine nur zehnprozentige Senkung der Cholesterinwerte vermindert das Herzinfarkt-Risiko um rund 20 Pro-

zent. Ein Hauptpfeiler der Therapie ist logischerweise die Ernährung, in der Fett jeglicher Art, aber besonders gesättigte Fettsäuren (tierische Fette, Butter, Eigelb) gemieden werden sollten. Statt dessen viel frische Kost (Obst, Gemüse). Kombucha hilft dem Stoffwechsel, mit der Fett-Belastung besser umzugehen: morgens nüchtern und nach dem Mittagessen je ein Glas.

### Chronisches Ermüdungssyndrom

Menschen, die sich ständig fühlen, als kämpften sie mit einer beginnenden Grippe, die müde, erschöpft, nicht leistungsfähig sind, von Gliederschmerzen geplagt werden, als hätten sie Fieber, bekommen von Ärzten oft diese Auskunft: »Ich kann nichts finden, organisch sind Sie völlig gesund.« Es hat lange gedauert, bis amerikanische Wissenschaftler herausgefunden haben, daß es sich hier um eine ernsthafte, aber bis heute als unheilbar geltende Krankheit handelt: das chronische Ermüdungssyndrom (ME/CFS). Es wird mit den verschiedensten Mitteln experimentiert. Manche Kranke reagieren auf bestimmte Vitamin-Zusammenstellungen, andere machen mit dem Kombucha-Gärgetränk gute Erfahrungen. Nach etwa sechs Wochen täglicher Einnahme stellten sie eine Verbesserung ihres bisherigen Lebensgefühls fest.

### Diabetes

Vorsichtshalber sollten Diabetiker das Gärgetränk, das mit einer Menge Weißzucker angesetzt wird, eher meiden und statt dessen zum Preßextrakt zu greifen. Mit Sicherheit gilt das für die Gärgetränk-Sorten, die auch süß schmecken. Diabetiker, die den Kombucha selbst ansetzen, sollten ihn mindestens zehn Tage gären lassen, damit der Zucker vollständig umgewandelt wird. Gegen Diabetes wirkt Kombucha, indem der Pilz hilfreich in das Stoffwechselgeschehen eingreift. Ein Wiener Professor namens Pal stellte bei Versuchen mit Diabetikern fest, daß Kombucha in einigen Fällen sogar die Blutzuckerwerte senkte.

### Durchfall

Wie kann ein entschlackendes, verdauungsförderndes Getränk gleichzeitig gegen Durchfall helfen? Gerade im Darm wirkt Kombucha ganz wunderbar. Es reguliert die Darmtätigkeit, das heißt, bei Durchfall verlangsamt es die Darmbewegung (Peristaltik) und beruhigt den Darm. Bei Verstopfung dagegen regt Kombucha die Peristaltik an. In jedem Fall wird die Darmtätigkeit normalisiert, und die vorherigen Symptome werden gestoppt. Einen Unterschied gibt es noch: Bei Verstopfung wird Kombucha vor der Mahlzeit, bei Durchfall nach der Mahlzeit getrunken. Siehe auch Obstipation (Verstopfung).

### Entschlackung

Wie schon zuvor beschrieben, greift Kombucha in das Stoffwechsel-Geschehen ein, entschlackt und wirkt sich dadurch auch positiv auf die Verdauung aus. Zudem enthält es Vitamine und Mineralstoffe, die gerade bei einer Diät (siehe »Kombucha und Abnehmen: Die ideale Kombination«) sehr wichtig sind. Eine dreimonatige Kombucha-Trinkkur pro Jahr ist sogar für Menschen zu empfehlen, die sich eigentlich wohl fühlen.

### Erkältungskrankheiten

Zur Stabilisierung des Immunsystems, wegen seiner antibiotischen Wirkung und als Vitamin-C-Spender ist Kombucha ein wunderbares Mittel zur Bekämpfung aller Erkältungskrankheiten. Auch hier sollte Kombucha als Trinkkur dreimal täglich angewendet werden. Übrigens empfehlen sich – so lange man fieberfrei ist – trotz Husten und Schnupfen etwa einstündige, tägliche Spaziergänge (bei kalter Witterung warm anziehen!). Nichts hilft dem Immunsystem so gut auf die Sprünge wie Bewegung und Frischluft.

## Erschöpfung

Schon ein Teelöffel Kombucha-Preßextrakt am Tag oder ein Saftglas Gärgetränk bringen den Körper auf Trab, sorgen für gesunden Schlaf und Leistungsfähigkeit während des Tages. Vitamine und Mineralstoffe, die in Kombucha enthalten sind, geben zusätzlichen Schwung. Auch die geringen Mengen von Koffein und Alkohol in Kombucha sorgen für eine leicht aufputschende Wirkung.

## Fettsucht

Siehe »Kombucha und Abnehmen: Die ideale Kombination«

## Frauenleiden

Kombucha kann die Menstruation beeinflussen – das jedenfalls sagen Patientenberichte, nach denen Frauen in den Wechseljahren durch das Gärgetränk nach Jahren ohne Periode wieder ihre Blutungen bekamen (sogar regelmäßig). Frauen, die feststellen, daß Kombucha ihre Mensis verstärkt, sollten das Getränk eine Woche vor Regelbeginn absetzen. Einige Frauen machen auch gute Erfahrungen mit Kombucha als Mittel gegen PMS (Prämenstruelles Syndrom), den Beschwerden (besonders Stimmungsschwankungen) vor den »Tagen«.

## Gastritis

Besonders die antibiotische Wirkung scheint bei der Magenschleimhautentzündung zu greifen. Aber auch die Unterstützung des Immunsystems und Entschlackung, die Kombucha bietet, lassen die Magenschmerzen schnell verschwinden, und eine Normalisierung des Magen-Darm-Traktes tritt ein. Da Gastritis eine nervöse Erscheinung ist, sollten Betroffene auch mal über ihren Alltag nachdenken, Ärger und Streß ausschalten. Wiederholen sich die Anfälle häufig, lassen Sie sich am besten beim Arzt auf den Helico Bacter untersuchen, einBakterium, das neuerdings für Magen- und Darmgeschwüre verantwortlich gemacht wird. Falls Sie zu den »Befallenen« (Experten schätzen 30 – 50 Prozent der Bevölkerung haben oder leiden sogar schon unter Helico Bacter), wird der Arzt Sie mit einer starken Antibiotika-Therapie davon befreien.

## Gicht

Gicht ist eine erbliche Wohlstandskrankheit, die beispielsweise in den Hungerjahren nach dem Krieg kaum auftrat. Den Anfang macht immer der Anstieg des Harnsäure-Spiegels. Die Ursache dieses Ansteigens liegt einerseits in der Ernährung (zu viele Eiweißstoffe), andererseits ist sie erblich vorgeprägt. Kristalline Ablagerungen von Salzen (auch in Nieren und Bindegewebe) verursachen dann Schwellungen und Schmerzen in den Gelenken. Der Stoffwechsel gerät aus dem Gleichgewicht.

Eine wissenschaftliche Theorie besagt, daß Gicht auch sehr viel mit dem Puringehalt von Lebensmitteln zu tun hat. Und der ist beispielsweise in Alkoholika, Innereien, fettem Fleisch, Ölsardinen, Sprotten und Sardellen sehr hoch. Nun enthält aber auch schwarzer Tee – einer der Grundstoffe des Kombucha-Gärgetränks – reichlich Purin. Aber – so die Wissenschaftler – die Kombucha-Symbiose verbrauche das Purin und suche dann im Körper mehr davon. So wandele Kombucha die schwerlösliche Harnsäure in wasserlösliche Verbindungen und würde auf diese Weise erreichen, was viele Medikamente bisher nicht schafften: Die Harnsäure noch im Körper zu »entwaffnen«. Sinnvoll ist eine Drei-Monats-Trinkkur, die nach einer Pause so lange fortgesetzt wird, bis der Kranke beschwerdefrei ist. Ärztliche Kontrollen sind bei dieser Therapie sicherlich vernünftig.

## Hautprobleme

Umweltbelastungen und Streß führen außerhalb der Pubertät bei vielen Erwachsenen zu Hautunreinheiten und Pickeln im Gesicht. Zudem leiden immer mehr Menschen unter trockner Haut, die je nach Witterung sogar rissig und rot wird. Probieren Sie doch mal eine besondere Maske aus: Fettige oder trockene Haut gründlich reinigen. Kombucha-Pilz von der Oberfläche des selbstgebrauten Gärgetränks abschneiden, zerstückeln und in einen Mixer füllen. Dort bis zur Cremigkeit schlagen. Diese Creme ohne alle Zusätze auf das Gesicht auftragen und 20 Minuten einwirken lassen. Dann mit frischem Wasser abnehmen. Das entspannt die Haut, führt ihr Feuchtigkeit und Hefe (steckt in den meisten Cremes) zu und hilft ihr, sich zu erholen.

## Heuschnupfen

Was genau Ihre Augen zum Jucken und Weinen, Ihre Nase zum Laufen bringt, kann am besten ein Allergietest beim Hautarzt oder Allergologen zeigen. Einen Hinweis bietet aber auch nebenstehende Tabelle, die Auskunft über die Pollenflug-Aktivitäten verschiedener Pflanzen gibt.

## Das Jahr in Monaten

| Pflanze | J | F | M | A | M | J | J | A | S | O | N | D |
|---|---|---|---|---|---|---|---|---|---|---|---|---|
| Birke | | | | X | X | | | | | | | |
| Brennessel | | | | | X | X | X | X | X | X | | |
| Buche | | | | X | X | | | | | | | |
| Eiche | | | | X | X | | | | | | | |
| Erle | | X | X | X | | | | | | | | |
| Esche | | | X | X | X | | | | | | | |
| Flieder | | | | X | X | | | | | | | |
| Gänsefuß | | | | | | X | X | X | X | X | | |
| Gerste | | | | | | X | X | | | | | |
| Goldrute | | | | | | X | X | X | X | X | | |
| Hafer | | | | | | X | X | | | | | |
| Haselnuß | | X | X | X | | | | | | | | |
| Holunder | | | | | X | X | | | | | | |
| Hopfen | | | | | X | | | | | | | |
| Jasmin | | | | | X | X | | | | | | |
| Knäuelgras | | | | | X | X | X | X | | | | |
| Lieschgras | | | | | X | X | X | X | X | | | |
| Linde | | | | | | X | X | | | | | |
| Löwenzahn | | | | X | X | X | | | | | | |
| Pappel | | | X | X | X | | | | | | | |
| Raps | | | | X | X | X | X | | | | | |
| Robinie | | | | | X | X | | | | | | |
| Roggen | | | | | X | X | X | X | | | | |
| Ulme | | | X | X | X | | | | | | | |
| Weide | | | X | X | X | | | | | | | |

Die Kombucha-Trinkkur hat bei einigen Patienten eine gute Symptomverbesserung zur Folge.

Vermutlich hängt das mit der normalisierenden Wirkung des Gärgetränks auf die körpereigene Abwehr (die ja im Falle einer Allergie verrückt spielt) zusammen. In der akuten Phase ist eine sechswöchige Trinkkur angezeigt, bei der täglich drei Glas 100 ml Kombucha getrunken werden sollten.

## Hypertonie

Von Bluthochdruck spricht man, wenn die gemessenen Werte ständig über 160/100 mmHg liegen. Die Symptome (Antriebsschwäche, Schwindel, Übelkeit) sind fast dieselben wie bei zu niedrigem Blutdruck.

Besonders die Mischung von Weißdorntee mit Kombucha scheint hier eine hervorragende Wirkung zu zeigen. Versuche mit Kombucha sollten auf alle Fälle unter der Kontrolle eines Arztes durchgeführt werden, denn das Gärgetränk und die verschriebenen Medikamente zusammen können bei Hochdruck-Patienten zu einer heftigen Blutdrucksenkung und damit zu einer neuen gesundheitlichen Gefahr führen.

## Impotenz

Ein Leben mit Kombucha schadet niemandem. Was man von den meisten Mitteln gegen Impotenz, für die deutsche Männer pro Jahr fast eine Milliarde Mark ausgeben, nicht sagen kann.

Die Russen schworen schon immer auf die potenzsteigernde Wirkung von Kombucha. Auch einige Naturheiler in Deutschland sind von dieser Methode überzeugt. Probieren Sie es doch einfach aus!

## Koliken

Koliken werden fast immer durch Blasen- bzw. Gallensteine ausgelöst. Ein Prager Wissenschaftler namens Dr. Herrmann hat Versuche an Kaninchen vorgenommen, denen Phosphatsteine in die Harnblase eingesetzt wurden. Nach einigen Tagen mit Kombucha-Tropfen wurden die Steine langsam verkleinert, die Reste gingen durch die Harnröhre ab. Verantwortlich für diesen Prozeß war nach Dr. Herrmanns Meinung die in Kombucha enthaltene freie Glukonsäure. Für andere Steinverbindungen galt das nicht, sie zerfielen aber. Somit könnte Kombucha – auch als Gärgetränk dreimal täglich genommen – bei der Beseitigung der Ursache für Koliken helfen. Einen Versuch ist es sicher wert.

## Kopfschmerzen

Auch hierbei kommt es sicher auf die Ursache der Kopfschmerzen an. Wenn zum Beispiel Blutdruck-Probleme dabei eine Rolle spielen, ist Kombucha (siehe »Hypertonie« und »Cholesterinwerte«) sicher eine ausgezeichnete Lösung. Auch bei Verspannungen kann die rechtsdrehende Milchsäure zur Entspannung der Muskulatur beitragen. Empfohlen wird die Trinktherapie über sechs Wochen, wenn sich die Kopfschmerzen häufen, sollte man aber auf alle Fälle zum Arzt gehen.

## Krämpfe

Muskelkrämpfe können auch ein Hinweis auf Kalk- oder Magnesiummangel sein, dann sollten Tabletten dagegen genommen werden. Aber auch die rechtsdrehende Milchsäure im Kombucha löst Verkrampfungen. Ein Teil des Pilzes kann in einem solchen Fall auch mal als Kompresse verwendet werden.

## Krebs

Auch Kombucha ist leider kein Heilmittel gegen Krebs (siehe »Ein Pilz für die Killerzellen – die Kombucha-Krebstherapie«). Als Körperentgiftung und zur Stabilisierung des Immunsystems wird der Pilz aber gern eingesetzt. Wissenschaftlich untermauert haben das auch Dr. Rudolf Sklenar und Dr. Veronika Carstens, die Ehefrau des ehemaligen Bundespräsidenten, die Kombucha in ihre Krebstherapien eingebaut haben. Obwohl in Patientenberichten immer wieder von Heilung die Rede ist und von Tumor-Rückbildungen, sollte man hier wohl nur den Nutzen von Kombucha für das Immunsystem sehen. Die Kombucha-Trinkkur kann bei Krebs langfristig täglich angewendet werden.

## Leberbeschwerden

Zuviel Alkohol treibt jede Leber »an den Rand der Verzweiflung«. Aber auch zuviel Fett in der Nahrung kann die Leber in ihrer Funktion hemmen. Kombucha ist ein Stärkungsmittel für die angegriffene Leber, zum Beispiel nach Feiertagen. Die Therapie sollte mindestens sechs Wochen dauern (bei schwereren Störungen sind drei Monate angemessen) und kann durch Tees mit Wermutkraut und Tausendgüldenkraut unterstützt werden.

## Leistungsschwäche

Fühlen Sie sich abgeschlagen, sind dauermüde und können sich nicht konzentrieren? So absurd es klingt, viele Naturmediziner sehen eine der Ursachen für diese Symptome im Verdauungssystem. Wenn hier nicht alles reibungslos verläuft, können sogar Depressionen entstehen. Gerade für die Verdauung aber leistet Kombucha Erstaunliches: Es fördert den Stoffwechsel und sorgt für eine Normalisierung in

Magen und Darm. Klappt's dort, werden Sie womöglich feststellen, daß Sie sich wieder fit und leistungsfähig fühlen und Ihre Stimmung steigt. Hinzu kommt, daß die Mischung von leichtem Alkoholgehalt, etwas Koffein, Vitaminen (besonders dem Fitmacher Vitamin C) und Mineralien ohnehin eine leichte Aufputsch-Wirkung mit sich bringt.

### Magen- und Darmbeschwerden

Die Karriere von Kombucha als Magen- und Darmheilmittel begann eigentlich mit einer nichterforschten Nebenwirkung. Kombucha wurde gegen scheinbar wesentlich ernstere Erkrankungen angewandt und bewies dann in seiner Wirkung deutliche Heilung in diesem Bereich. Es wird sogar zum Wiederaufbau einer kranken Darmflora empfohlen. Später stellte sich heraus, daß manche der »ernsten Erkrankungen« so etwas waren wie die Spitze des Eisbergs. Also Krankheiten, die erst durch den gestörten Stoffwechsel entstanden waren. Bei Störungen in diesem Bereich wird eine dreimonatige Trinkkur eingesetzt.

### Mandelentzündungen

In der russischen Klinik in Omsk hatten Mediziner Patienten, die an Mandelentzündungen litten, mit Kombucha behandelt, und zwar mußten die Kranken täglich zehnmal mit Kombucha gurgeln und die Flüssigkeit anschließend 15 Minuten im Mund behalten.

In sehr kurzer Zeit entfaltete das Gärgetränk seine antibiotische Wirkung, und die Entzündungen klangen ab. Da es außer Antibiotika nur sehr wenige, effektive Behandlungsmöglichkeiten gegen Angina gibt: Probieren Sie Kombucha aus.

## Migräne

Noch immer gehören die anfallartigen, schweren Kopfschmerzen, die oft mit Erbrechen, Lichtempfindlichkeit und sogar Fehlsichtigkeit einhergehen, zu den unerforschten und unheilbaren Zivilisationskrankheiten. Patienten, die von häufigen Anfällen geplagt werden, berichten über eine deutliche Symptomverbesserung durch eine Kombucha-Trinkkur, die drei Monate lang eingehalten wurde. Wer den Trank selbst braut, kann auch mal Mate-Tee als Aufguß und eventuell noch Jasmin- und Ehrenpreis-Beigaben ausprobieren. Diese Mischungen sollen Anfälle schon gestoppt haben. Ansonsten: ins dunkle Zimmer legen, viel frische Luft, feuchten Waschlappen oder eine Gesichtsmaske mit Kühlgel aus dem Kühlschrank auf das Gesicht und versuchen zu schlafen. Danach sieht's meistens schon besser aus.

## Multiple Sklerose

Wie bei fast allen schweren Krankheiten liegen Fachleuten auch hier schier unglaublich klingende Berichte vor, wonach das tägliche Trinken von drei Glas Kombucha Patienten wieder auf die Beine geholfen hat, die ohne Krücken keinen Schritt mehr machen konnten. Da auch multiple Sklerose mit sehr harten, für den Körper belastenden Medikamenten (zum Beispiel Kortison) behandelt wird, ist die das Immunsystem unterstützende, den Körper entgiftende, weil entschlackende Wirkung von Kombucha sicher hilfreich. Mehr wohl aber auch nicht.

## Muskelschmerzen/Muskelkater

Nach fünf Jahren Pause mal wieder mit Freunden Fußball gespielt? Im Urlaub in einem Gewaltmarsch die ganze Insel umwandert? Solche Aktionen bezahlt man fast immer mit Muskelschmerzen und Verspannungen (letztere werden häufig auch durch Arbeit am Computer verursacht). Ein niedersächsischer Arzt namens Wiesner (siehe »Kombucha dockt an das Immunsystem an«) nutzte den Kunstradsportverein seines Heimatortes Schwanewede zu einem Feldversuch: 30 Radsportler tranken täglich drei Glas Kombucha. Dann wurden die Trainingsanforderungen heftig erhöht – der erwartete Muskelkater blieb aus.

Bei einem anderen Versuch im Olympiastützpunkt Warendorf wurden zusätzlich Blutuntersuchungen angestellt, die bewiesen, daß im Blut kaum Laktate (das sind Salze der Milchsäure) nachzuweisen waren. Das heißt praktisch: Kombucha verhindert die Übersäuerung der Muskeln, die zum Muskelkater führt.

In beiden Fällen wurden übrigens erstaunliche Leistungssteigerungen beobachtet, die die Mediziner auf Kombucha zurückführten. Die Sportler erholten sich zudem nach den ungewöhnlich harten Trainingsläufen sehr viel schneller als erwartet.

### Nervosität

Gerade in der Mischung mit Baldriantropfen, Hopfen, Melisse und Johanniskraut kann Kombucha die Stimmung positiv beeinflussen. Zudem enthält Kombucha viel Hefe und damit Vitamin B, also pure Nervennahrung. Es sorgt für eine Normalisierung auf allen Kanälen, schafft einen Ausgleich zu Verspannung und Hektik. Auf ganz natürliche Weise helfen Sie Ihrem Körper, über solche Tage hinwegzukommen.

### Nierenleiden

Das Immun-Wundermittel der 80er Jahre Interferon wurde auch bei Nierenleiden eingesetzt. In seinem Vergleichstest stellte Dr. A. Wiesner aber auch einen 89prozentigen Wirkungsgrad des biologischen Lebensmittels Kombucha fest. Es beeinflußt zum Beispiel den gestiegenen Harnsäurespiegel positiv, soll aber auch die Funktion der Nieren motivieren.

## Obstipation (Verstopfung)

Chronische Verstopfung, also eine Anhäufung potentieller Gifte und Keime im Körper, wird naturgemäß zum Risiko für eine Infektion. Etwa vier bis sechs Kilogramm gärender, sich zersetzender Speisebrei befinden sich normalerweise bis zu 14 Stunden im Körper.

Bei chronischer Obstipation vervielfacht sich dieser Zeitraum. Durch die Zersetzung freiwerdende Gase wird der Bauch aufgetrieben, und es entsteht ein Blähbauch, der gegen die anderen Organe drückt, vor allem gegen das Herz.

Werden dann – womöglich regelmäßig über lange Zeit – Abführmittel eingenommen, wird die körpereigene Darmarbeit immer mehr eingeschläfert. Die Peristaltik, die ununterbrochen den Inhalt des Darms zu seinem Ausgang hin abwärts knetet, läßt nach.

Damit wird es dann Stoffwechselgiften abgestorbener bzw. giftiger Keime leichter möglich, sich darmaufwärts zu bewegen und schädlich zu werden.

Hier greift Kombucha in hervorragender Weise ein, regeneriert den Darm, ohne die Peristaltik zu sehr anzuregen. Der Stuhlgang normalisiert sich, Durchfälle kommen so gut wie nie vor, wenn Sie regelmäßig Kombucha trinken.

Auch im Falle einer akuten Obstipation ist Kombucha eine großartige Hilfe.

## Pilze
Siehe »Candidiasis«

## Prostataleiden

Zwei Drittel aller älteren Männer bekommen Probleme mit der Prostata, ein Drittel muß sogar operiert werden. Im europäischen Alpengebiet wird seit langem ein besonderer Tee gegen die lästigen Beschwerden aus Alpenweidenröschen (Epilobium roseum oder Epilobium parviflorum) gebraut. Diese Grundlage zu 20 Prozent mit grünen Tee vermischt, läßt sich auch sehr gut als Kombucha-Gärgetränk ansetzen. Empfohlen wird eine dreimonatige Trinkkur.

## Rheuma

Erbliche Vorbelastung ist nicht die einzige Ursache für diese Erkrankung. Weitere Faktoren dafür sind übersäuernde Ernährung, Bewegungsmangel und Kälte. Eine Ernährungsumstellung ist notwendig: kaum Fett, wenig bis gar kein Fleisch, Alkohol, Weißmehl und Zucker meiden, statt dessen viel Obst, Gemüse, brauner Zucker oder noch besser Honig.

Im Interferon-Vergleichstest von Dr. Wiesner lag das Wirkungsspektrum von Kombucha bei 92 Prozent. Patientenberichten zur Folge wurde die Beweglichkeit betroffener Gliedmaßen durch Kombucha als dreimonatige Trinkkur stark verbessert, die Schmerzen ließen nach (siehe auch »Arthritis«).

## Schlafstörungen

Wir können wochenlang ohne Essen, keine drei Tage ohne Wasser und nicht viel länger ohne Schlaf auskommen. Ein gesundes Immunsystem und volle Leistungsfähigkeit hängen direkt mit der richtigen Menge erholsamen Schlafes zusammen. Und die ist individuell verschieden, auch von Jahreszeiten und Streßbelastung abhängig. Wer nach Mitternacht immer wieder aufschreckt und nicht wieder einschlafen kann, sollte nachts ein Glas Kombucha trinken. Nach etwa 20 Minuten sollte das Schlafbedürfnis siegen. Zusätzlich sinnvoll: Kein Essen nach 19 Uhr. Vor dem Zu-Bett-Gehen einmal um den Block laufen und eventuell ein Glas Wein oder Bier zur Entspannung – dies ist immer noch besser, als auf seelisch-abhängig machende Schlafmittel zurückzugreifen.

## Schnupfen

Schnupfen ist die häufigste Form der Erkältungskrankheiten und wird durch Viren verursacht, die beispielsweise durch bloßes Niesen in die Luft geraten. Normalerweise bildet unser Immunsystem dann mit Hilfe des körpereigenen Interferons eine Schutzmauer, die die Viren nicht in den Körper gelangen läßt.

Zwar wirkt Kombucha Interferon-ähnlich, aber es wirkt eben nicht gegen Viren. Statt dessen baut es das Immunsystem auf, gibt also »Hilfe zur Selbsthilfe«. Einmal im Jahr ein kleiner Schnupfen ist vielleicht kein Grund, gleich eine langfristige Trinkkur zu beginnen, doch wenn sich der Schnupfen häuft, braucht Ihr körpereigenes Abwehrsystem dringend Hilfe. Eine dreimonatige Trinkkur im Winter kann das Problem auf lange Sicht lösen.

## Schuppenflechte

Trinken gegen eine Hautkrankheit? Klingt erstaunlich, haben aber Heilpraktiker schon lange im Programm. Ob es nun die Urin-Therapie oder Kombucha ist, man kann von innen eine äußerliche Heilung erreichen. Bei akuten Beschwerden darf auch ein Teil des Pilzes aus dem selbstgebrauten Kombucha als Kompresse benutzt werden. Spannungsgefühl und Juckreiz sollten schnellstens weichen. Innerlich kann Kombucha in einer Drei-Monats-Trinkkur angewandt werden.

### Sodbrennen

Wenn der Magen übersäuert, sind Aufstoßen und Sodbrennen die ersten Anzeichen. Manche Kombucha-Anwender beschweren sich über Sodbrennen, das sie auf Kombucha zurückführen. Meistens stellt sich jedoch heraus, daß diese Menschen Kombucha auf nüchternen Magen trinken. Das ist zwar nicht falsch, wird aber eben nicht von jedem vertragen. Probieren Sie also aus, ob es Ihnen besser bekommt, wenn Sie erst etwas essen und dann Kombucha trinken.

### Steinleiden
Siehe »Koliken«

### Stoffwechselstörungen

Egal, ob es an der Leber, Schild- oder der Bauchspeicheldrüse liegt, wenn Sie mit Stoffwechselstörungen zu kämpfen haben, sollten Sie unbedingt zu Kombucha greifen. Denn es wirkt direkt auf den Stoffwechsel, sorgt für gesunde Balance. Viele langjährige Verwender loben die Tatsache, daß sie durch Kombucha sogar von dauernden Tabletteneinnahmen herunterkamen.

Dazu muß aber gesagt werden, daß solche Entscheidungen von einem Arzt getroffen werden müssen, nach gründlichen Untersuchungen. Wer beispielsweise auf eigene Faust sein Schilddrüsenhormon nicht mehr schluckt, riskiert einen völligen Zusammenbruch des Stoffwechsels. Wenn Sie also subjektiv das Gefühl haben, daß es Ihnen durch Kombucha sehr viel besser geht, machen Sie einen Test beim Arzt. Vielleicht können Sie zumindest die tägliche Dosis herabsetzen.

### Verstopfung
Siehe »Obstipation«

## Wasser in Beinen

Das beste Kraut gegen diese Krankheit ist die Brennessel, die sich aber nur schlecht mit Kombucha verbrauen läßt (schmeckt eklig). Besser ist die Kombination zwischen einer Kombucha-Trinkkur über drei Monate und Brennesseltee. Patientenberichten zur Folge wirkt die Entschlackung durch Kombucha und die Entwässerung durch Brennessel ganz erstaunlich.

## Wundheilung und Geschwüre

Wer Kombucha selber braut, wird feststellen, daß sich die Pilzbildung so schnell entwickelt, daß man immer wieder Teile abschneiden kann. Diese können sehr gut als Kompresse auf Wunden, Pickeln oder Geschwüren aufgelegt werden. Die antibiotische Wirkung des Pilzes hemmt Entzündungen und sorgt für schnelle Heilung.

# Kombucha und Abnehmen:
# die ideale Kombination

»Ich esse doch gar nicht so viel«, stöhnen viele Menschen, die Übergewicht haben. Was sie dabei vergessen: Nicht die Menge ist entscheidend, sondern die Qualität der Mahlzeiten und die Tageszeit, zu der sie eingenommen werden. Die uralte Regel »morgens wie ein Kaiser, mittags wie ein König, abends wie ein Bettelmann« zu essen, hat noch immer ihre Richtigkeit, was die gesunde Verteilung der abzubauenden Kalorien für den Körper betrifft. Aber: Längst ist bewiesen, daß fünf kleine Mahlzeiten am Tag vom Stoffwechsel sehr viel besser verarbeitet werden als drei große.

Kombucha als Trinktherapie ist deshalb so wertvoll, weil das Gärgetränk zum einen den – bei den meisten Übergewichtigen längst geschädigten – Stoffwechsel unterstützt und den Körper zusätzlich zur Diäternährung mit der Nervennahrung Hefe, Vitaminen (besonders auch B-Vitamine) und Mineralstoffen versorgt und für eine gute Verdauung sorgt. Und das auf ganz natürliche, verträgliche Weise.

Die Regeneration des Darms ist auch deshalb für Menschen wichtig, die abnehmen wollen, weil in vielen Fällen chronische Darmprobleme vorliegen. Denn häufig ist das Zuviel-Essen mit Abführmitteln ausgeglichen worden. Für die Bewegung des Darms (Peristaltik) eine tödliche Angelegenheit. Und eine gesunde Verdauung ist entscheidend für den Erfolg Ihrer Diät!

## Die Kombucha-Diät

### *Kommen Sie in Bewegung!*

Weniger ist mehr. Das bedeutet nicht nur, weniger Essen ist mehr, sondern auch: Lieber weniger Sport als gar keiner. Die meisten Übergewichtigen haben seit Jahren keine körperlichen Aktivitäten mehr ausgeübt – und das nicht, weil sie phlegmatisch sind, wie viele gerne glauben, sondern weil sie sich nicht trauen. Im Schwimmbad glotzen die Erwachsenen, machen kleine Kinder Bemerkungen, und welche Frau will schon im Fitneßstudio mit Kleidergröße 52 zwischen lauter Bodybuildern herumhängen?

Es gibt aber mehrere Möglichkeiten, wie Sie es anders angehen können: Überfordern Sie sich vor allem nicht. Nach Jahren der sportlichen Untätigkeit die Joggingschuhe überzuziehen und eine halbe Stunde zu laufen, ist nicht nur fast unmöglich, es ist auch riskant und ungesund.

Nehmen Sie sich erst mal eine einzige Veränderung vor: zum Beispiel den Fahrstuhl im Büro nur bis zum zweiten Stock zu nutzen, wenn Sie im vierten arbeiten. Nach einigen Wochen steigen Sie im ersten aus und lassen schließlich den Fahrstuhl ganz weg. Kleine Ziele, die Sie sich setzen und durchhalten, bringen viel mehr als große Vorsätze, die auf dem Sofa bei Kartoffelchips enden.

Checken Sie mal die Hotels in Ihrer Stadt. Viele haben öffentliche Badezeiten in ihren Swimmingpools, die natürlich auf die Zeiten gelegt sind, in denen die Hotelgäste das Becken am wenigsten nutzen. Da haben Sie gute Chancen ganz allein zu sein.

Und wenn Sie jemanden treffen, dann ist es eher ein Fremder aus dem Hotel als die Lehrerin Ihres Kindes oder gar der Nachbar, vor denen Sie nicht so gern in Badeanzug bzw. -hose herumlaufen würden.

Wenn Sie im Schwimmbad sind, baden Sie nicht nur, sondern schwimmen Sie ein paar Bahnen strikt durch. Stellen Sie sich einfach vor, Sie schwimmen um die Wette. Nutzen Sie die Pausen am Beckenrand für leichte gymnastische Übungen (zum Beispiel flach auf das Wasser legen, am Beckenrand mit den Händen festhalten und mit den gestreckten Beinen unter der Wasseroberfläche kräftig paddeln, ohne daß das Wasser erkennbar bewegt wird).

Im Fernsehen gibt es unzählige Gymnastiksendungen zu unterschiedlichsten Tageszeiten. Lösen Sie sich aus der Beobachterrolle, und machen Sie mit. Es müssen ja nicht gleich alle Übungen sein. Setzen Sie aus, wenn es Ihnen zuviel wird, und steigern Sie sich langsam. Wenn Sie das eine Woche lang durchziehen, beherrschen Sie die Übungen auswendig und können sie selbständig weiterführen.

Falls Sie keine Lust haben, allein vor sich hin zu turnen, machen Sie etwas mit Freunden und Freundinnen ab: Einmal die Woche ein Treffen zu Hause, bei dem fettarm gekocht und gegessen sowie eine Stunde lang gemeinsam geturnt wird. Ohne Zuschauer. Jeder so gut wie er kann. Denn sich zu überfordern bringt nichts – außer Sehnenzerrungen und Muskelfaserrissen.

Haben Sie einen Hund? Machen Sie aus einer der kleinen Runden täglich einen einstündigen flotten Spaziergang. Das macht beide fit, Herrn und Hund.

Kaufen Sie sich bei Ihrer Krankenkasse einen Gesundheitsball, und ersetzen Sie damit für ein bis zwei Stunden am Tag Ihren Bürostuhl oder Fernsehsessel. Das ist gut für den Rücken und trainiert so ziemlich jeden Muskel in Ihrem Körper, sanft und ausdauernd.

Ersetzen Sie im Büro die interne Telefonleitung durch Ihre Füße, und gehen Sie doch einfach bei dem Kollegen, von dem Sie etwas wollen, vorbei. Schön, wenn er in einem anderen Stockwerk sitzt: Lassen Sie den Aufzug weg.

Tauschen Sie zumindest bei den kleineren Touren das Auto wieder mal mit dem Fahrrad (da steht doch sicher noch eines im Keller, oder?). Und wenn es anfangs nur 20 Minuten auf dem Rad sind: Langsam gewöhnt sich Ihr Körper wieder an Bewegung, baut Muskulatur auf, und schließlich können Sie alle diese Programme steigern.

## Der Diätplan:
## Bauen Sie sich Ihr eigenes Programm

Alles was Sie brauchen ist eine »Große Nährwerttabelle« (gibt es im Buchhandel). Aus ihr können Sie sich Ihre Mahlzeiten selbst zusammenstellen. Einige Beispiele für die möglichen Grundeinheiten nennen wir Ihnen im einzelnen in diesem Kapitel. Wichtig dabei ist, daß Sie nach Ihrem persönlichen Geschmack entscheiden. Zwingen Sie sich nichts auf. Wenn Sie nur ein paar Pfund abnehmen wollen, können Sie strenger sein, als wenn es sich um etliche Kilos handelt, denn dann müssen Sie auf lange Strecke umdenken.

So variabel unser Plan auch sein soll, zwei Dinge kann er unmöglich enthalten: Alkohol in jeglicher Form (denn der sorgt für eine ganz schlechte Kalorienverwertung im Körper) und Süßigkeiten. Als alternative Süßigkeit empfehlen wir, die Milchmahlzeit mit einer Obstmahlzeit zu mischen und soviel Süßstoff zu verwenden, bis Sie einen echten Süßigkeiten-Effekt erzielen. Das kann ein selbstgemachter Obstjoghurt (die gekauften sind voll Zucker), ein Bananenshake oder eine Dickmilch mit Erdbeeren sein. Im Sommer läßt sich aus gefrorenen Erdbeeren und einer Milcheinheit ein eisähnlicher Shake gewinnen, oder Sie frieren geschlagenen Joghurt mit Früchten ein. Antauen lassen, und es schmeckt hervorragend.

Die Gesamtkalorien eines Tage variieren bei unserem Plan um 1200 bis 1400 Kalorien täglich.

Damit werden Sie kaum irrsinnig schnell Erfolge, aber auf Dauer eine gesunde und anhaltende Reduzierung Ihres Gewichts erreichen. Und darum geht es doch: Pfunden für immer ade zu sagen und nicht in den Jojo-Effekt (schnell abnehmen und noch schneller noch mehr zunehmen) zu rutschen.

Noch ein Vorteil unseres Diätvorschlags: Da alles enthalten ist, was der Körper braucht, können Sie die Anwendung von Ihrem persönlichen Gewicht abhängig machen. Sie entscheiden, wieviel runter muß und wie lange Sie dran bleiben.

Zu Ihrer eigenen Sicherheit: Zeigen Sie Ihrem Arzt den Plan, und fragen Sie ihn, ob er in Ihrem Fall gesundheitliche Bedenken hat. Wenn nicht: Dann mal los!

Es gibt unzählige Diäten, die nur 800 oder 1000 Kalorien am Tag vorsehen, doch bei denen kann es passieren, daß Sie anfangen, an den Fingernägeln zu kauen. Sie haben ständig Hunger, sind unzufrieden, frustriert und schlecht gelaunt.

*Unser Plädoyer:* Essen Sie vernünftig von dem, was Ihnen schmeckt, und verzichten Sie auf so wenig wie möglich. Unsere Einheiten sind zusätzlich in Kalorienangaben spezifiziert, damit Sie bei Zeitnot oder Kochunlust auch mal zu einem kalorienreduzierten Fertigmenü greifen können. Damit Sie bei Laune bleiben.

Wenn Sie die Diät mit Bewegung kombinieren (zum Beispiel spazieren gehen), werden Sie natürlich schneller an Gewicht verlieren als ohne Sport. Und noch etwas: Wenn Sie erst mal angefangen haben, sich zu bewegen, werden Sie schnell merken, daß es zu einer Sucht werden kann, die richtig Spaß macht.

Und dabei verlangt niemand, daß Sie morgens um sieben durch den Park joggen, außer Sie mögen das (siehe vorigen Abschnitt).

*Noch ein Tip:* Damit Sie keine Einheit vergessen oder nicht schon morgens alle Fett-Einheiten verpulvern: Machen Sie sich am Abend vorher einen eigenen kleinen Menüplan (einige Beispiele geben wir im nächsten Kapitel).

Und vergessen Sie nicht Ihre drei Gläser Kombucha am Tag zu trinken oder jeweils einen Teelöffel voll Kombucha-Preßextrakt vor den Mahlzeiten zu sich zu nehmen. Sie führen Ihrem Körper damit zusätzlich Vitamine und Mineralstoffe zu, unterstützen das Immunsystem und den Stoffwechsel. Gesundheit pur.

## *Obst*

Obst gehört beispielsweise zu den Lebensmitteln, bei denen es weniger darauf ankommt, wieviel Sie davon essen, als welche Sorte. Sie sollten zweimal am Tag Früchte zu sich nehmen, und zwar ungekocht und mit soviel Ballaststoffen wie möglich. Also Äpfel nicht schälen und Orangen nicht so lange pellen, bis auch die letzte wertvolle weiße Schicht verschwunden ist.

Sie schlagen dadurch zwei Fliegen mit einer Klappe: Einerseits bekommt Ihr Körper Vitamine und andererseits Ihr Darm Arbeit. Auch diese Maßnahme trägt zur Gesundung eines meist durch den Wechsel zwischen Crash-Diäten und starken Eßphasen geschädigten Stoffwechsels bei.

Ganz wichtig: Essen Sie eine der beiden Obsteinheiten (insgesamt ca. 250 kcal) vor dem Frühstück. Das ist wie ein Extra-Wecken für Ihren Stoffwechsel, der dadurch begreift, daß er jetzt mit seiner Arbeit beginnen muß.

**Eine Einheit Obst könnte sein:**

| | |
|---|---:|
| ein Apfel | 110 kcal |
| 300 g frische Erdbeeren | 96 kcal |
| eine Birne | 110 kcal |
| 300 g frische Heidelbeeren | 110 kcal |
| eine Apfelsine | 90 kcal |
| 200 g Honigmelone | 110 kcal |
| eine mittelgroße Banane | 100 kcal |
| 300 g frische Himbeeren | 100 kcal |
| eine Grapefruit | 80 kcal |
| 200 g frische Ananas | 110 kcal |
| zwei Klementinen | 100 kcal |
| 200 g Kirschen | 120 kcal |
| 200 g Pflaumen | 100 kcal |
| ein Pfirsich | 100 kcal |
| 300 g Wassermelone | 110 kcal |

Das sind nur Beispiele für besonders vitaminreiche Obstsorten. Es kommt nicht so sehr auf die Kalorienanzahl an, wobei die Obst-Einheit den Rahmen von etwa 80 bis 120 Kalorien nicht sprengen sollte, weshalb Sie von süßen Sorten wie Weintrauben nur kleinere Portionen essen sollten.

*Gemüse*

Gemüse ist genauso wichtig wie Obst und mit drei bis vier Einheiten am Tag der ideale Magenfüllstoff für den kleinen Hunger zwischendurch. Von Erbsen, Zwiebeln, Bohnen und

Mais sollten immer nur kleine Einheiten (höchstens 100 g am Tag) gewählt werden, denn diese Sorten enthalten viel Zucker und/oder Stärke. Im Prinzip sollten Obst und Gemüse möglichst frisch eingekauft werden. Die nächstbeste Wahl ist tiefgefrorene Kost, die möglichst vitaminschonend verarbeitet wird. Gemüse aus Dosen oder Gläsern ist grundsätzlich vorgekocht und wird manchmal sogar nachträglich mit synthetischen Vitaminen versetzt. Für eine gesunde Ernährung ist diese Kost nicht geeignet.

**Eine Einheit Gemüse könnte sein:**

| | |
|---|---|
| 500 g Aubergine | 85 kcal |
| 500 g Blumenkohl, gekocht | 95 kcal |
| 400 g Brokkoli | 88 kcal |
| 500 g Chinakohl | 60 kcal |
| 400 g Fenchel | 96 kcal |
| 100 g Getreidesprossen, frisch gekeimt | 73 kcal |
| 500 g Karotten gekocht | 90 kcal |
| 400 g Karotten, roh | 100 kcal |
| 400 g Kohlrabi | 100 kcal |
| 400 g Lauch | 100 kcal |
| 500 g Paprika, gedünstet | 80 kcal |
| 300 g Rosenkohl, gekocht | 93 kcal |
| 400 g Rotkohl | 88 kcal |
| 500 g Radieschen | 70 kcal |
| 500 g Salatgurke | 60 kcal |
| 500 g Spargel, gekocht | 65 kcal |

| | |
|---|---|
| 500 g Spinat, tiefgefroren, gekocht | 60 kcal |
| 500 g Tomaten, gekocht | 100 kcal |
| 500 g Tomaten, roh | 85 kcal |
| 300 g Zwiebeln | 45 kcal |
| 500 g Zucchini, gekocht | 95 kcal |

*Fleisch und Fisch*

Sagen wir es rundheraus: Fleisch ist im Grunde kein notwendiger Bestandteil unserer Nahrung. Unzählige Vegetarier beweisen, daß der Körper darauf verzichten kann. Nach Skandalen wie Östrogen im Kalbfleisch, BSE-Erregern im Rindfleisch und wo sie auch noch immer gefunden werden, ist in vielen Familien ohnehin die klassische Fleischmahlzeit in den Hintergrund gerückt. Für einen ausgeglichenen Vitamin- und Mineralstoff-Haushalt ist Fisch wesentlich entscheidender. Deshalb in dieser Tabelle nur wenige Fleischportionen und mehr Fischangaben. Wobei Sie natürlich selbst entscheiden, was Sie lieber mögen. Jede Art von sturer Regel nimmt Menschen während einer Diät den Schwung. Basteln Sie sich einen Plan, mit dem Sie leben können und vor allem wollen.

Von Fisch und Fleisch darf täglich eine Einheit gegessen werden:

**Eine Einheit Fleisch/Fisch könnte sein:**

| | |
|---|---|
| 200 g Hühnerbrust ohne Haut | 204 kcal |
| 100 g Ente | 227 kcal |
| 200 g Lammfilet | 224 kcal |
| 100 g Lammkeule | 234 kcal |
| 200 g Kalbsschnitzel | 198 kcal |
| 150 g Rinderfilet | 182 kcal |
| 100 g Rinderhack | 217 kcal |
| 200 g Rindertatar | 226 kca |
| 200 g Schweinefilet | 212 kcal |
| 200 g Heilbutt | 192 kcal |
| 300 g Kabeljau oder Schellfisch | 231 kcal |
| 200 g Rotbarsch | 210 kcal |
| 250 g Scholle | 215 kcal |
| 300 g Seeteufel | 198 kcal |
| 250 g Seezunge oder Steinbutt | 205 kcal |
| 200 g Forelle | 206 kcal |
| 200 g Felchen | 200 kcal |
| 250 g Hecht | 203 kcal |
| 100 g Lachs | 202 kcal |
| 400 g Miesmuscheln | 204 kcal |
| 250 g Garnelen | 217 kcal |
| 200 g frische Krabben | 210 kcal |
| 100 g geräucherter Heilbutt | 223 kcal |
| 100 g Bückling | 224 kcal |
| 100 g Thunfisch in Öl | 283 kcal |

Die Kalorienanzahl können Sie eigentlich ignorieren. Solange Sie sich an die Größe der angegebenen Portionen halten, kann gar nichts schiefgehen. Beim Fisch hat es mit den Kalorien noch etwas Besonderes auf sich. Sie setzen sich aus dem hohen Eiweiß- und Fettgehalt zusammen. Das Fischöl besteht aber zum größten Teil aus mehrfach ungesättigten Fettsäuren, die vom Körper gebraucht und ganz anders verarbeitet werden als die gesättigten Fettsäuren im Fleisch. Deshalb empfiehlt sich eben Fisch als Beilage zur Hauptmahlzeit. Aber sieben Tage Fisch würde auch niemand aushalten.

## *Brot und Beilagen*

Brot ist auch ein Thema, über das man bei der Diät nachdenken sollte. Viele Menschen halten Knäckebrot für den einzig richtigen Weg zur besseren Figur. Wenn Sie auf das schwedische Trockenbrot stehen, ist das auch in Ordnung. Einen Grund für die Bevorzugung von Knäckebrot gibt es ernährungswissenschaftlich nicht.

Eine gediegene Scheibe Vollkornbrot hat in etwa 180 Kalorien, das entspricht zwischen drei und vier Scheiben (entwässertem) Knäckebrot.

Nachteil: Auf diese Scheibenmenge geht viel mehr Aufschnitt, und trocken schmeckt's nun wirklich nicht. Vollkornbrot ist aber sehr viel besser für den Körper, denn es enthält natürliche Ballaststoffe, die die Verdauung fördern. Also entscheiden Sie ausschließlich nach Ihrem persönlichen Geschmack. Und gönnen Sie sich sonntags ruhig ein einfaches und »ungesundes« weißes Brötchen, wenn Sie Lust darauf haben.

Hier kommen wir auch zu den anderen Beilagen, von denen täglich zwei bis maximal drei Einheiten (max. 400 Kalorien insgesamt) zur Verfügung stehen.

**Eine Einheit Beilagen/Brot könnte sein:**

| | |
|---|---|
| 150 g Kartoffeln | 105 kcal |
| 50 g Naturreis oder gekochter Parboiled | 170 kcal |
| 150 g gekochte Nudeln | 150 kcal |
| ein Brötchen | 130 kcal |
| 50 g Vollkornbrot, 1 Vollkornbrötchen | 136 kcal |
| 50 g dunkles Sauerbrot | 125 kcal |
| 50 g Knäckebrot | 157 kcal |
| 50 g Pommes frites | 145 kcal |

## *Milch und Milchprodukte*

Ganz wichtig für Körper, Haut und Haar: Calcium und Vitamin A sowie D – beides reichlich vorhanden in Milch und Milchprodukten. Davon sollten Sie zwei Einheiten am Tag zu sich nehmen, denn gerade beim Abnehmen sind diese Vitalstoffe sehr wichtig.

**Eine Einheit Milch/Milchprodukte könnte sein:**

| | |
|---|---|
| 150 ml Milch (3,5% Fett) | 94 kcal |
| 200 ml Buttermilch | 74 kcal |
| 125 ml Dickmilch (3,5% Fett) | 76 kcal |
| 250 ml Dickmilch, entrahmt | 87 kcal |
| 100 g Joghurt, (3,5% Fett) | 70 kcal |
| 100 g Joghurt, (1,5% Fett) | 50 kcal |
| 100 g Joghurt, (3,5% Fett) mit Früchten | 101 kcal |
| 100 g Joghurt, (1,5% Fett) mit Früchten | 80 kcal |

| | |
|---|---|
| 100 g Kefir, (3,5% Fett) | 65 kcal |
| 20 g Crème fraîche (40% Fett) | 75,6 kcal |
| 50 g Sahnequark, 40% | 80 kcal |
| 100 g Speisequark, 20% | 106 kcal |
| 100 g Magerquark | 71 kcal |

## Fett

Trockenes Brot ist nicht jedermanns Sache, deshalb kommt hier Butter drauf. 20 g Fett (zusätzlich zu versteckten Fetten in Milch, Fleisch und Käse) sind erlaubt. Das macht dann zwei Portionen aus dieser Tabelle. Bei den Fettsorten, die sehr gesund sind, weil sie mehrfach ungesättigte Fettsäuren enthalten, die wir lebensnotwendig brauchen, ist das vermerkt. Immer noch streiten Mediziner darüber, ob die aus tierischen Fetten gewonnene Butter oder pflanzliche Margarine gesünder ist. Sie sollten im Zweifelsfall nach Ihrem Geschmack entscheiden. Mayonnaise, die weniger als 80 Prozent Fett enthält, scheint auf den ersten Blick weniger Kalorien zu haben. Allerdings sind in den mageren Sorten teilweise nicht zu entschlüsselnde Bindemittel enthalten, die eine Auswirkung auf den Stoffwechsel und die Verdauung haben könnten. Deshalb plädieren wir für die vollfette Margarine (dafür nehmen Sie ja weniger) und geben auch nur noch die ähnlich gute 50prozentige an.

### Eine Einheit Fett könnte sein:

| | |
|---|---|
| 10 g Butter | 75,2 kcal |
| 20 g Halbfettbutter | 77 kcal |
| 10 g Margarine | 72,2 kcal |

| | |
|---|---|
| 10 g Diätmargarine | 72 kcal |
| 20 g Halbfettmargarine | 73,6 kcal |
| 10 g Mayonnaise (80%, siehe oben) | 72,7 kcal |
| 15 g Mayonnaise (50%, siehe oben) | 73,5 kcal |
| 10 g Distelöl (sehr gesund) | 90 kcal |
| 10 g Sonnenblumenöl (sehr gesund) | 90 kcal |
| 10 g Olivenöl (erste Pressung, kaltgepreßt, sehr gesund) | 90 kcal |
| 10 g Weizenkeimöl (sehr gesund) | 90 kcal |
| 10 g Schweineschmalz | 90 kcal |

## Käse

Käse kann zur Abwechslung anstelle der Fisch- oder Fleischeinheiten eingesetzt werden. Die ganz fetten (60 prozentigen) Sorten sollten Sie lieber streichen.

**Eine Einheit Käse könnte sein:**

| | |
|---|---|
| 50 g Gouda (45%) | 215 kcal |
| 70 g Gouda (30%) | 194,6 kcal |
| 50 g Tilsiter (45%) | 180 kcal |
| 50 g Emmentaler (45%) | 160 kcal |
| 50 g Parmesan (35%) | 185 kcal |
| 50 g Chester (50%) | 184 kcal |
| 40 g Raclettekäse (50%) | 174 kcal |
| 50 g Butterkäse (45%) | 167,5 kcal |
| 50 g Edamer (45%) | 177 kcal |

| | |
|---|---|
| 50 g Camembert (60%) | 180 kcal |
| 50 g Camembert (45%) | 142,5 kcal |
| 50 g Schmelzkäse (60%) | 163 kcal |
| 50 g Frischkäse (60%) | 170 kcal |
| 50 g Gorgonzola | 181 kcal |

## Wurst

Alternativ zu Käse können Sie auch Wurst aufs Brot legen. Sie sollten dabei aber alle Mischwurst wie Mortadella, Bierschinken und Leberwurst vermeiden, denn sie sind schwer zu berechnen. Sie müssen diese Einheit Wurst gegen Käse tauschen und sollten das nur in Ausnahmefällen und nicht öfter als zweimal die Woche tun, denn Wurst enthält nun mal weit weniger Eiweiß. Sie sollen aber auch darauf nicht endgültig verzichten müssen.

**Eine Einheit Wurst könnte sein:**

| | |
|---|---|
| 150 g gekochter Schinken | 188 kcal |
| 75g roher Schinken | 240 kcal |
| 100 g Putenbrust | 196 kcal |
| 150 g Beef Tatar | 180 kcal |
| 100 g Kassler | 150 kcal |
| 100 g Schweinebraten ohne Fett | 160 kcal |
| 150 g Roastbeef | 195 kcal |

## Rezept-Beispiele für eine Person

### Erster Tag

Diese Menüvorschläge sollen Ihnen nur die Möglichkeiten aufzeigen. Lassen Sie Ihrer Phantasie freien Lauf. Wenn Sie eigene Gerichte kreieren, schreiben Sie sie in ein Heft. So entsteht Ihr eigenes kleines Rezeptbuch.

Das unten aufgeführte Programm umfaßt eine Woche und ist eben nur ein Vorschlag. Trinken dürfen Sie ohne Berechnung: schwarzen Kaffee oder Tee und Selters. Naturreine, ungesüßte Säfte müssen als Obst-Einheit und Milch als Milch-Einheit berechnet werden.

### Frühstück

- 1 Glas Kombucha vorweg
- 1 Einheit Obst (zum Beispiel frische Erdbeeren)
- 1 Einheit Brot
- 1 Einheit Fett (Mayonnaise)
- 1/2 Einheit Wurst (zum Beispiel 75 g Roastbeef)

Die Erdbeeren können Sie mit Süßstoff verfeinern, essen Sie sie zuerst. Dann belegen Sie eine Scheibe Vollkornbrot mit der Mayonnaise und dem Roastbeef, salzen und pfeffern.

### Zwischenmahlzeit: Salatgurke

- 1 Einheit Gemüse (zum Beispiel Salatgurke, gern ungeschält, aber gründlich gewaschen)

### Mittag: Kartoffel-Spinat-Gratin

- 1 Glas Kombucha vorweg

- 1 Einheit Gemüse (gefrorenen Spinat) in Salzwasser dünsten und abtropfen lassen
- 1 Einheit Beilage (rohe Kartoffeln) schälen und roh in dünne Scheibchen schneiden (mit der Reibe oder Maschine)
- 2 Einheiten Milch (75 ml Vollmilch, 10 g Crème fraîche) vermischen mit Salz, Pfeffer, Knoblauch und Muskatnuß
- 1/2 Einheit Käse Ihrer Wahl zum Überbacken

Die rohen Kartoffeln und der Spinat werden aufeinander geschichtet, mit der Milchmischung übergossen und mit dem Käse abgedeckt. Bei 180° im Backofen etwa 40 Minuten backen. Sollte der Käse zu braun werden, decken Sie das Gratin ab.

*Zwischenmahlzeit: Banane*

- 1 Einheit Obst

*Abendessen: Salat oder Suppe*

- 1 Glas Kombucha vorweg
- 1 Einheit Gemüse aus:
100 g Tomaten
100 g Salatgurke
100 g Salat
50 g Mais
50 g Kidney Beans
Zum Salat mischen

- 1 Einheit Fett (Olivenöl) und 1/2 Eßlöffel Balsamico-Essig, Gewürze nach Geschmack zu Dressing verarbeiten, viel frische Kräuter

Falls Ihnen eher nach etwas Warmem ist:
- 1 Einheit Gemüse aus:

100 g Karotten
100 g Chinakohl
100 g Brokkoli
100 g Lauch oder Porree

In etwa 250 ml Wasser und einem gehäuften Teelöffel gekörnte Brühe aufkochen.

Beides können Sie auch mit einem Stück Baguette kombinieren.

Die *eingesparte Einheit Fett bei der Suppe* könnten Sie beispielsweise morgens hinzufügen.

## Zweiter Tag

*Frühstück*

- 1 Glas Kombucha vorweg
- 1 Einheit Obst (zum Beispiel frische Ananas)
- 1 Einheit Milch (Vollmilchjoghurt)
- 1 Einheit Brot (Knäckebrot)
- 1/2 Einheit Käse (25 g Schmelzkäse, 60%)

Zuerst Ananas mit Joghurt (plus eventuell dänisches Vanillepulver) und Süßstoff vermischen und vorweg essen. Danach das Knäckebrot mit dem Käse. Damit haben Sie schon mal eine gute Basis. Knäckebrot ist kein Muß, Sie können auch jede andere Brotsorte aus der Beilagen-Tabelle verwenden.

*Zwischenmahlzeit: Gemüseteller*

- 1 Einheit Gemüse (zum Beispiel Karotten, Paprika, Tomaten als Rohkost)

*Mittag: Blattspinat-Schinken-Nudeln*

- 1 Glas Kombucha vorweg
- 1 Einheit Fett Ihrer Wahl
- 1 Einheit Gemüse (gefrorener Blattspinat) in Salzwasser dünsten und abtropfen lassen
- 1 Einheit Beilage (gekochte Nudeln)
- 1 Einheit Milch (75 ml Vollmilch, 10 g Crème fraîche) vermischen mit Salz, Pfeffer, Knoblauch und Muskatnuß
- 1/2 Einheit Wurst (75 g Kochschinken)

In der Pfanne Fett wärmen, gekochten Blattspinat und Schinken hinzufügen mit der Milchmischung übergießen einkochen lassen. Die gekochten Nudeln kurz unterrühren.

*Zwischenmahlzeit: Pfirsich oder Birne*

- 1 Einheit Obst

*Abendessen: Fischsuppe*

- 1 Glas Kombucha vorweg
- 2 Einheiten Gemüse aus:
100 g Tomaten
50 g Zwiebeln
100 g Erbsen
100 g Lauch oder Porree
- 1 Einheit Fisch (150 g Kabeljau, 100 g Tiefseekrabben)
- 1 Einheit Fett (Butter)

Das Fett in einen Topf geben, Zwiebelwürfelchen und Lauch darin anbraten, mit einem Glas Wasser ablöschen, die in heißem Wasser gepellten Tomaten dazu, ein bißchen gekörnte Brühe aus dem Glas hinzufügen, kurz aufkochen, dann eine halbe Stunde simmern lassen. Den Fisch und die

Erbsen erst eine Viertelstunde vor dem Servieren hinzufügen. Abschmecken mit wenig Salz, Pfeffer und – je nach Geschmack – reichlich Knoblauch.

### Dritter Tag

*Frühstück*

- 1 Glas Kombucha vorweg
- 2 Einheiten Obst (zum Beispiel 100 g frische Ananas, 1 Apfel, 1/2 Banane)
- 1 Einheit Brot (Brötchen)
- 1 Einheit Fett Ihrer Wahl
- 1/2 Einheit Käse (25 g Camembert, 60%)

Die Früchte mit Süßstoff (und eventuell je nach Geschmack mit ein bißchen Zitronensaft) zu einem süßen Obstsalat verarbeiten, eine Hälfte vor dem Frühstück essen, die andere Hälfte als erste Zwischenmahlzeit aufheben. Brötchen mit Butter und Camembert belegen. Wer unter dem reichlich fetten Camembert die Butter wegläßt, kann die Einheit abends verwenden.

*Zwischenmahlzeit: Obstsalat*

- 2. Hälfte des morgendlichen Salates essen.

*Mittag: Lachsfilet in Dillsauce mit Karotten*

- 1 Glas Kombucha vorweg
- 1 Einheit Fett Ihrer Wahl
- 1 Einheit Fisch (Lachsfilet)
- 1 Einheit Gemüse (Karotten) in Salzwasser dünsten und abtropfen lassen
- 1 Einheit Beilage (Naturreis)

- 1 Einheit Milch (75 ml Vollmilch, 10 g Crème fraîche) vermischen mit Salz, Pfeffer, Dill und Petersilie)

In der Pfanne Butter erwärmen, das Lachsfilet ca. 5 Minuten von jeder Seite sanft anbraten, kurz mit der Milch-Kräuter-Mischung ablöschen, etwas einkochen lassen (nicht lange, Fisch verkocht sonst). Mit dem gekochten Reis und den gedünsteten Karotten anrichten.

*Zwischenmahlzeit: Gemüsestreifen mit Dip*

- 1 Einheit Milch (Crème fraîche)
- 1 Einheit Gemüse (verschiedene Sorten siehe Liste)

Mit Pfeffer, Salz und Kräutern einen Dip anrichten, Rohkost-Gemüse Ihrer Wahl einstippen.

*Abendessen: Brokkoli-Creme-Suppe*

- 1 Glas Kombucha vorweg
- 1 Einheit Gemüse (Brokkoli)
- 1/2 Einheit Wurst (75 g gekochter Schinken)
- 1 Einheit Milch (Milch)

Ein Glas Wasser und die Milch mischen, etwas gekörnte Brühe aus dem Glas hinzufügen, kurz aufkochen, den frischen oder aufgetauten Tiefkühl-Brokkoli darin garen. Abschmecken mit Pfeffer, Muskat, eventuell ein Spritzer Zitrone. Am Schluß den in Würfel geschnittenen Schinken auf die Suppe geben.

## Vierter Tag

*Frühstück*

- 1 Glas Kombucha vorweg
- 1 Einheit Obst (zum Beispiel ein Apfel)
- 1 Einheit Brot (Vollkorn)
- 1/2 Einheit Käse (25 g Frischkäse, 60%)

Vollkornbrot mit dem Frischkäse bestreichen, den Apfel (möglichst ungeschält) in Spalten schneiden. Entweder legen Sie den Apfel auf das Brot und haben damit ein süßliches Frühstück, oder Sie pfeffern und salzen den Frischkäse und essen den Apfel dazu.

*Zwischenmahlzeit: Pfirsich-Joghurt*

- 1 Einheit Milch (Vollmilchjoghurt)
- 1 Einheit Obst (ein Pfirsich)

Eventuell mit Vanillepulver und Süßstoff abschmecken. Wenn Sie in diesem Fall nach einer Konserve greifen, sollten sie »Natursüße ohne Zuckerzusatz« oder Diätprodukte verwenden.

*Mittag: Blumenkohl mit Salzkartoffeln*

- 1 Glas Kombucha vorweg
- 1 Einheit Fett Ihrer Wahl
- 1 Einheit Gemüse (Blumenkohl)
- 1 Einheit Beilage (Salzkartoffeln)
- 1 Einheit Fett (am besten Butter)

Den Blumenkohl in Salzwasser dünsten und abtropfen lassen. Anschließend die Butter über den heißen Blumenkohl geben. Dann den Blumenkohl mit Pfeffer und Muskatnuß abschmecken.

*Zwischenmahlzeit: Paprika*

■ 1 Einheit Gemüse (Paprika)

Am schmackhaftesten sind rote, gelbe oder orangefarbene Sorten. Schneiden Sie das Gemüse in Streifen, und essen Sie es langsam.

*Abendessen: Champignon-Hack-Pfanne*

■ 1 Glas Kombucha vorweg
■ 2 Einheiten Gemüse aus:
   250 g Champignons
   50 g Zwiebeln
   100 g Mais
   100 g Lauch oder Porree
■ 1 Einheit Fleisch (Beefsteakhack)
■ 1 Einheit Fett (Olivenöl)
■ 1 Einheit Beilage (Brot)

In einer Pfanne Zwiebelwürfelchen und Lauch anbraten, Hack und in Scheiben geschnittene Champignons hinzufügen, durchkochen, dann knusprig braten. Zuletzt den Mais hinzufügen. Abschmecken mit wenig Salz, Pfeffer, Oregano, Tabasco (wenn Sie es scharf mögen) und reichlich Knoblauch.

**Fünfter Tag**

*Frühstück*

■ 1 Glas Kombucha vorweg
■ 1 Einheit Obst (zum Beispiel Banane)

- 1 Einheit Fett (Mayonnaise)
- 1 Einheit Beilage (Toastbrot)
- 1 Einheit Wurst (Putenbrust)
- 1 Einheit Milch (Crème fraîche)
- 1 Einheit Gemüse (Sojasprossen)

Zuerst die Putenbrust, Sojasprossen, Banane, Mayonnaise und Crème fraîche zu einem Salat verarbeiten. Mit Pfeffer, Salz und Curry abschmecken und mit dem Toast zusammen verspeisen.

*Zwischenmahlzeit: Obstjoghurt*

- 1 Einheit Obst (zum Beispiel Grapefruit, Apfel oder ganz nach Geschmack)
- 1 Einheit Milch (Vollmilchjoghurt)

Joghurt, Obst und Süßstoff miteinander vermischen.

*Mittag: Mexikanisches Hühnchen*

- 1 Glas Kombucha vorweg
- 1 Einheit Fett Ihrer Wahl
- 2 Einheiten Gemüse (Mais, Paprika, Tomaten, Zwiebeln)
- 1 Einheit Fleisch (Hähnchenbrust)

Die Zwiebeln in Öl anbraten, das Hähnchen in Streifen schneiden und hinzufügen. Dann die enthäuteten Tomatenstückchen hinzugeben. Abschmecken mit Salz, Pfeffer, Knoblauch und Paprika (je nach Geschmack süß oder scharf). Dazu ein Stück Brot, das Sie aber auch weglassen können (siehe Beilagen).

*Zwischenmahlzeit: Kohlrabi*

- 1 Einheit Gemüse (besonders junger, frischer Kohlrabi schmeckt ungegart sehr lecker)

*Abendessen: Bunter Kartoffelsalat*

- 1 Glas Kombucha vorweg
- 1 Einheit Gemüse aus:
  Salatgurke, Tomaten, Mais, Paprikastreifen
  1 Einheit Beilage (Kartoffeln)
  1 Einheit Milch (Sahnejoghurt)

Den Joghurt mit Salz, Pfeffer und Zitrone zu einer Art Mayonnaise verarbeiten, die Pellkartoffeln in Scheiben schneiden und mit dem Gemüse zusammen zu einem bunten Kartoffelsalat verarbeiten.

### Sechster Tag

*Frühstück*

- 1 Glas Kombucha vorweg
- 1 Einheiten Obst (Birne, vollreif)
- 1 Einheit Brot (Toast)
- 1 Einheit Fett (Butter)
- 1/2 Einheit Käse (Gorgonzola)

Toast mit Butter und Gorgonzola bestreichen, etwas pfeffern, mit Birnenscheiben belegen.

*Zwischenmahlzeit: Joghurt*

- Vollmilchjoghurt pur

*Mittag: Curryfilet mit Ananas*

- 1 Glas Kombucha vorweg
- 1 Einheit Fett Ihrer Wahl
- 1 Einheit Fleisch (Schweinefilet)
- 1 Einheit Obst (Ananas, frisch oder natursüß)
- 1 Einheit Gemüse (Champignons)
- 1 Einheit Beilage (50 g Naturreis)
- 1 Einheit Milch (75 ml Vollmilch, 10 g Crème fraîche)

Das Filet in Butter oder Öl anbraten, dann mit der Milchmischung ablöschen, die Ananas hinzufügen, mit Salz, Pfeffer und Curry nach Geschmack abschmecken.

*Zwischenmahlzeit: Karottensalat*

- 1 Einheit Gemüse (Karotten)

Karotten schälen und raspeln. Mit Süßstoff und Zitrone abschmecken.

*Abendessen: Ratatouille*

- 1 Glas Kombucha vorweg
- 2 Einheiten Gemüse (Aubergine, Zwiebel, Tomate, Zucchini)

Tomaten mit kochendem Wasser übergießen, schälen, Stengelkern entfernen. In einer mit Teflon beschichteten Pfanne die Zwiebeln angaren, Tomaten in Stücke schneiden und hinzufügen. Aubergine und Zucchini putzen und die Würfel in den Tomatensud geben. Ca. 20 Minuten garen. Würzen mit Oregano, Basilikum, Knoblauch, Pfeffer und Salz. Dazu im Ofen erwärmtes Baguette.

## Siebenter Tag

*Frühstück*

- 1 Glas Kombucha vorweg
- 1 Einheit Obst (Orange)
- 1 Einheit Brot (Brötchen)
- 1 Einheit Käse (alter Gouda)
- 1 Einheit Fett (Butter)

Orange schälen und auf dem Teller anrichten, Brötchen mit Butter und dem Käse (nehmen Sie ruhig die ganze Menge) belegen.

*Zwischenmahlzeit: Bananen-Shake*

- 1 Einheit Milch (Vollmilch)
- 1 Einheit Obst (Banane)

Banane mit einem Mixer oder einem Pürierstab zerkleinern, die Milch hinzufügen, schaumig aufschlagen. Eventuell mit Vanillepulver und Süßstoff abschmecken.

*Mittag: Gemüse-Eintopf*

- 1 Glas Kombucha vorweg
- 2 Einheiten Gemüse (Blumenkohl, Erbsen, Karotten, Sellerie, grüne Bohnen)
- 1 Einheit Beilagen (Kartoffeln)

Ca. einen Viertelliter Wasser mit gekörnter Brühe mischen, das Gemüse und die kleingeschnittenen Kartoffeln darin garen. Nach etwa 20 Minuten ist der frische Eintopf fertig.

## Zwischenmahlzeit: Erdbeerquark

- 1 Einheit Obst (Erdbeeren)
- 1 Einheit Milch (Quark, 20%)

Die Erdbeeren unter den Quark rühren, mit Vanillepulver und Süßstoff abschmecken.

## Abendessen: Tatar-Brot

- 1 Glas Kombucha vorweg
- 1 Einheit Gemüse (Eisbergsalat, Zwiebeln)
- 1 Einheit Beilage (Vollkornbrot)
- 1 Einheit Fleisch (Beefsteakhack)
- 1 Einheit Fett (10 g Butter)

Eisbergsalat mit Zwiebeln und Balsamico-Essig, Pfeffer und Salz anmachen. Das Beefsteakhack mit Ketchup, Zwiebeln, Senf, Pfeffer, Salz und Kapern abschmecken.

# Womit läßt sich Kombucha kombinieren?

Kombucha kann mit anderem als mit schwarzem Tee angesetzt und damit noch spezieller wirksam werden. Doch bei den natürlichen Mitteln ist ebenso viel Wirkstoff enthalten wie bei chemisch erzeugten Arzneien, also Vorsicht bei den Nebenwirkungen, die wir hier ebenfalls auflisten.

Generell sollte man alle Kräuter nur bei Beschwerden und nicht täglich anwenden, denn sie verlieren sonst an Wirkung. Eine Pause in der Einnahme ist hier genauso sinnvoll wie beim Kombucha selbst.

| Heilkraut | Wirkt gegen | Vorsicht! Nebenwirkung |
|---|---|---|
| Anis (Pimpinella anisum) | Husten, Bronchitis (schleimlösend, auswurffördernd), blähungstreibend krampflösend und bei Magen-Darm-Beschwerden | Die Einnahme ist bei Gastritis und Geschwüren zu vermeiden. Nicht in der Schwangerschaft nehmen! |
| Arnika (Arnica montana) | Äußerlich bei Blutergüssen, Prellungen, Verstauchungen, Muskelzerrungen, rheumatischen Beschwerden, innerlich als Anregungsmittel für Herz- und Kreislauf | Innerlich dürfen von der Tinktur höchstens drei bis fünf Tropfen auf ein Glas Wasser genommen werden. Andernfalls droht Vergiftungsgefahr! |
| Baldrian | Beruhigend bei | Nicht bei Kindern |

| Heilkraut | Wirkt gegen | Vorsicht! Nebenwirkung |
|---|---|---|
| (Valeriana officinalis) | nervöser Erschöpfung, Schlaflosigkeit, Magen-Darm-Beschwerden, Prüfungsangst und allgemeiner Unruhe | unter zehn Jahren anwenden. |
| Beinwell (Symhytum officinale) | Knochenverletzungen, Prellungen, Quetschungen, Blutergüsse, Verstauchungen | Bei langfristiger Einnahme sind Leberschäden zu befürchten. |
| Bärentraube (Arctostaphylos uva-ursi) | Infektionen der Harnwege, Nieren-leiden, Husten, chronische Durch-fälle, gegen Stein- und Gallenleiden | Wenn es Magen-probleme gibt, absetzen! Nicht in der Schwangerschaft nehmen! |
| Enzian, gelber (Gentiana lutea) | Verdauungs-störungen, Appetittlosigkeit, Völlegefühl, Blähungen, Leber- und Galle-beschwerden | Einnahme vermeiden bei Geschwüren, Gastritis oder Blutungen. Nicht pflücken, steht unter Naturschutz. |
| Faulbaum (Rhamnus frangula) | Hochwirksam gegen Verstopfung, wird auch bei Galle-, Leberleiden und Hämorrhoiden angewandt | Nicht in der Schwangerschaft nehmen! Nicht selbst herstellen, denn die frische Rinde ist giftig! Lieber in der Apotheke kaufen. |
| Fenchel (Foeniculum vulgaris) | Husten, Verdauungs-störungen bei Säuglingen und Kleinkindern, Magen-und Darm-,beschwerden, Galle- und Leberleiden | Das Öl ist in hohen Dosierungen giftig. |

| Heilkraut | Wirkt gegen | Vorsicht! Nebenwirkung |
|---|---|---|
| Heidelbeerblätter (Vaccinium myrtillus) | Blähungen, Husten, Durchfall, Blasenschwäche, Hautkrankheiten, Wasseransammlungen im Körper | Hohe Dosierungen können die Leber belasten. |
| Holunder (Sambucus nigra) | Erkältungskrankheiten (schweiß-treibend), Mandelentzündungen (entzündungshemmend durch hohen Vitamin-C-Gehalt) | Alle grünen Bestandteile der Pflanze einschl. der unreifen Beeren sind leicht giftig. Aber auch die reifen Früchte dürfen nicht roh gegessen werden. |
| Huflattich (Tussilago farfara) | Asthma, Husten, Bronchitis, Staublunge, Reizungen der Magen- und Darmschleimhäute, Halsentzündungen, Heiserkeit. Blätter sind wirkungsvoller als die Blüten | Die medizinische Forschung untersucht den Verdacht, Huflattich könnte Krebs erregen, nicht zum Dauergebrauch geeignet. |
| Johanniskraut (Hypericum perforatum) | Sehr hilfreich gegen Depressionen. Besonders wirksam bei Frauen (für Männer: Zinkum Valerianicum). Aber auch äußerlich gegen Hautkrankheiten, Rheuma, Gicht, Brandwunden, Furunkel. Innerlich gegen Durchfall, Magen- | Langzeitanwendung kann auf die Leber schlagen. Äußerlich wird die Haut lichtempfindlich, nicht der Sonne aussetzen. |

| Heilkraut | Wirkt gegen | Vorsicht! Nebenwirkung |
|---|---|---|
| | und Darm-Katarrrhe, Leber- und Gallenleiden | |
| Kamille, echte (Matricaria chamomilla) | Entzündungen der Schleimhäute, Juckreiz, Hämorrhoiden (entzündungs- hemmend), wirkt gut gegen Magen- schmerzen, Menstruations- beschwerden und Durchfall | Nicht bei Verstopfung anwenden. |
| Lavendel (Lavandula angustifolia) | Unruhe, Migräne, nervöses Herz- klopfen, Schlaf- losigkeit, gegen rheumatische Beschwerden (Einreiben des Öls) | Das Öl sollte nicht innerlich, schon gar nicht bei Verdauungs- störungen angewendet werden. |
| Liebstöckel (Levisticum officinale) | Blähungen, Verdau- ungsstörungen (wassertreibend), Menstruations- beschwerden, Husten | Nicht in der Schwangerschaft nehmen. Kann Nieren schädigen. |
| Mate (Ilex para- guarensis) | Leistungsschwäche und übertriebener Appetit | Vorsicht bei Herzrhythmus- störungen, Blutungen, Nervosität, Leber- und Nieren- leiden sowie Magen- übersäuerung. |
| Nelkenwurz (Geum urbanum) | Viren und Bakterien sowie gegen Schwächezustände | Nicht in Stahlgefäßen lagern. |

| Heilkraut | Wirkt gegen | Vorsicht! Nebenwirkung |
|-----------|-------------|------------------------|
| Petersilie (Petroselinum crispum) | Wasseransammlungen im Körper, Urinverhalt (harntreibend) | Nicht in der Schwangerschaft nehmen! Vorsichtig dosieren: Wurzeln und Samen wirken giftig |
| Pfefferminze (Mentha piperita) | Akute und chronische Magen-Darm-Katarrhe, Appetitlosigkeit, Blähungen, Übelkeit, Erbrechen, Fehlfunktionen im Leber,-Galle-Bereich, äußerlich gegen Migräne, Neuralgien, Juckreiz und Schnupfen | Nicht zum Dauergebrauch geeignet |
| Ringelblume (Calendula officinalis) | Krämpfe, Verdauungsstörungen (galletreibend), als Umschlag oder Salbe wirksam bei schlechtheilenden Wunden, Geschwüren, Quetschungen, Verstauchungen und Frostbeulen | Von der oft empfohlenen äußerlichen Anwendung bei offenen Wunden wird wegen der Infektionsgefahr abgeraten. |
| Rosmarin (Rosmarinus officinalis) | Blähungen, Schwächezustände, Kreislaufstörungen, Krämpfe, Rheuma, Potenzstörungen. Als Badezusatz oder Duschgel belebend bei Erschöpfung, Müdigkeit. | Nicht in der Schwangerschaft, bei Asthma oder bei hohem Blutdruck nehmen! |

| Heilkraut | Wirkt gegen | Vorsicht! Nebenwirkung |
|---|---|---|
| Salbei (Salvia officinalis) | Verschleimungen im Hals- und Brust- bereich sowie bei Magen- und Darm- erkrankungen, gegen Menstrua- tionsbeschwerden. Zum Gurgeln gegen Hals- und Rachen- entzündungen | Tee ist nicht zum Dauergebrauch geeignet. |
| Schafgarbe (Achillea millefolium) | Magen- und Darm- erkrankungen, Menstruations- beschwerden, Appetitlosigkeit, Leber- und Gallen- leiden. Äußerlich wie Kamille bei Wunden und Geschwüren, bei Entzündungen im Mundhöhlen- Bereich | Nicht in der Schwangerschaft oder bei gleich- zeitiger Einnahme von blutgerinnungs- hemmenden Medikamenten sowie bei Asthma nehmen. |
| Spitzwegerich (Plantago lanceolata) | Alle Atemwegs- erkrankungen, äußerlich anwenden gegen Wunden und Insektenstiche | Nicht bei inneren Blutungen einnehmen. |
| Thymian (Thymus vulgaris) | Husten, Bronchitis, Keuchhusten, Blähungen, Durchfall, Appetitlosigkeit, Gastritis und Magenkrämpfe | Nicht einnehmen bei Leber- und Nieren- leiden sowie bei grünem Star. |
| Wacholder (Juniperus | Wasseransamm- lungen im Gewebe, | Nicht in der Schwangerschaft |

| Heilkraut | Wirkt gegen | Vorsicht! Nebenwirkung |
|---|---|---|
| communis) | Arthrose, Gicht, Blasenentzündung. Äußerlich bei Rheuma, Neuralgien, Hautkrankheiten | oder bei Nierenleiden nehmen! |
| Wermut (Artemisia absinthium) | Appetitlosigkeit, Verdauungsstörungen, Leber- und Gallenleiden, Menstruationsstörungen | Nicht in der Schwangerschaft oder auf Dauer nehmen! Öl verursacht Gesundheitsschäden. |

# Kombucha
# und die Psyche

Patienten, die an einer Unterfunktion der Schilddrüse leiden, beschreiben ihre Situation vor Entdeckung der Krankheit so: Müdigkeit, die durch keine noch so große Menge Schlaf ausgeglichen werden kann, Mattigkeit, eine Schwäche, die das Aufstehen bleischwer macht. Sie sind am Arbeitsplatz ständig überfordert und nicht mal den Anforderungen eines normalen Alltags zu Hause gewachsen. Schon nach einer Woche mit morgendlicher Hormoneinnahme wendet sich das Blatt, man scheint nicht mehr der gleiche Mensch zu sein, die Arbeit flutscht nur so von der Hand, das Leben macht wieder Spaß. Dies ist nur eines von Millionen Beispielen dafür, wie eng Körper und Seele miteinander verbunden sind. Wer sich körperlich schlecht fühlt, baut auch seelisch ab.

Gerade Stoffwechselkrankheiten und Erkrankungen des Magen-Darm-Bereichs haben nachgewiesenermaßen seelische Auswirkungen. Das heißt: Mit Kombucha gesundet der Körper, aber auch die Seele. Die Leistungsfähigkeit steigt wie die Lebenslust. Und das alles läßt sich mit dreimal täglich einem Glas Kombucha bewerkstelligen.

## Entspannen Sie sich!

Leicht gesagt und schwer getan. Das Leben verlangt viel vom Menschen. Sicher ist die körperliche Arbeit in den vergangenen Jahrzehnten immer mehr in den Hintergrund gerückt.

Bauern oder Hausfrauen müssen nicht mehr annähernd so viel körperlich schaffen wie noch vor 50 Jahren. Doch mit den Maschinen und Computern ist die täglich von einem Menschen zu lösende Aufgabenvielfalt gestiegen. Neben Kindern und Haushalt gehen heutige Frauen arbeiten und müssen dort noch einmal genauso viel leisten. Bauern sind entweder zu Großunternehmern oder zu Teilzeit-Landwirten geworden, die nur mit einem zweiten Job über die Runden kommen.

Die Folge: Immer mehr Menschen leiden unter Streß und den damit zusammenhängenden Verspannungen. Kombucha allein genügt nicht. Andere Techniken müssen hier hinzugefügt werden.

## Zu viel Spannung führt zu Verspannungen

Wir alle stehen ständig zu sehr unter Spannung, oft vom Aufwachen bis zum Schlafengehen. Wir bemühen den ganzen Tag viel mehr Muskeln, als für den Ablauf unserer Bewegungen nötig wären. Das kann jeder ganz leicht nachprüfen:

- Wenn Sie an der Bushaltestelle warten, achten Sie einen kleinen Moment darauf: Sind Schultern, Hände, Nacken locker oder in Spannung gehalten?
- In einer morgendlichen Konferenz: Ist die Position für den Rücken angenehm? Sind die Beine entspannt? Die Schultern losgelassen?
- Warten an der roten Ampel, eingeklemmt hinterm Steuer. Checken Sie mal: Ist der Griff am Lenkrad gelöst? Sind die Beinmuskeln entspannt?

Selbst der Entspannungs-Künstler ertappt sich immer wieder dabei, eher zu viel Haltung zu bewahren. Das heißt, unnötig

Muskelkraft zu vergeuden und damit mehr Sauerstoff als erforderlich zu verbrauchen. Denn das Brennmaterial für Muskelarbeit ist der Sauerstoff. Der fehlt dann leicht woanders, wenn er in unnötigen Muskelspannungen sinnlos umgesetzt wird. Schnelles Ermüden, nachlassende Leistungskraft sind Anzeichen so vergeudetem Sauerstoffs.

Permanentes Spannen führt zu Verspannungen. Verspannung aber zieht Verkrampfung nach sich. Das wird in vielen Gesichtern deutlich: Harte Linien und Falten entstehen, der Mund wird schmal, die Augen werden glanzlos. Andauernde Verspannungen verursachen Schmerzen. Das macht den Alltag zu einem Kreislauf von Bettschwere am Morgen, Müdigkeit am Tag und Übermüdung am Abend. Allzu leicht bleibt die Lebensqualität auf der Strecke.

## Lernen Sie, mit Ihrem Körper zu sprechen

Eine der Möglichkeiten, diesem Teufelskreis zu entgehen, ist Yoga, das sich auch sehr gut mit der Einnahme von Kombucha verträgt. Aber die paar kleinen Atemübungen, die wir Ihnen hier vorstellen wollen, verlangen eines: Sie müssen den Versuch, sich einer Entspannungstechnik zu bedienen, ernst nehmen.

Denn Yoga heißt: Für einen Moment aussteigen aus dem Müssen und dem Wollen, das Sollen vergessen und für Minuten eintauchen in Ruhe und Gelassenheit; sich nach innen wenden; auf den Körper hören, ihn abfragen; er signalisiert dann schon, wo die Spannungen sitzen, wo Entspannung not tut.

Und wer noch nichtso weit ist, daß ihm dann sofort am Schreibtisch oder in der U-Bahn die richtige Übung einfällt, der hat schon viel gewonnen, wenn er nur nach innen lauscht, losläßt und atmet, das Atmen bewußt erlebt. Die Konzentration holt die Aufmerksamkeit von außen nach innen.

Dann wird der Atem in der Vorstellung genau dort , wo Schmerz Verspannung signalisiert, zur fließenden Massage. Jedes Ausatmen heißt: loslassen! Jedes Einatmen ist ein massierendes Darüberstreichen.

Jeder Anfang und jedes Ende dieser Konzentration nach innen ist: loslassen! So wie der Beginn und der Schluß jeder Yoga-Übung das Loslassen sein soll.

Das geht für Minuten der Entspannung bis ins Seelisch-Geistige: Einen Moment aussteigen aus Verantwortung und Anspruch! Die stets fordernden Gedanken erlahmen lassen, egozentrisch werden, sich gehenlassen, sich selbst der nächste sein. Und wenn es nur für eine Minute ist:

- einen Moment das Gesicht verlieren
- haltlos sein
- sich gehenlassen
- sich selbst der nächste sein

Nur aus Entspannung wächst neue Spannkraft nach.

## Ruhe ist das Zauberwort

Yoga ist nicht Sport. Über Atemschulung versucht es, die Haltung zu verbessern, die Gelenke beweglich zu halten, Sehnen und Bänder elastisch zu schulen, die Wirbelsäule körpergerecht zu halten und die Muskeln zu trainieren; dies alles ohne Belastung des Herzens.

Yoga ist keine Frage von Leistung, von Ehrgeiz. Der Körper wächst langsam mit dem Üben in seine ganz individuellen Möglichkeiten hinein. Dem einen wird es immer schwerfallen, die Beine ganz durchzustrecken, der nächste kann seine Zehen nicht auseinanderspreizen; dafür mögen manchem alle Bauchmuskelübungen leichtfallen, während der andere sich wiederum spielend zur Kerze aufrichtet.

Man soll nie danach fragen, was jemand anderer vermag, sondern nur die Möglichkeiten des eigenen Körpers in Wohlbefinden sanft trainieren. Mit der Zeit erreicht jeder weit mehr, als er je für möglich hielt. Und fühlt sich gut dabei!

Im Laufe einiger Monate der kleinen Übungen wird der Atem voll, tief und ruhig. Das Nervensystem wird ausgeglichen.

Der Körper wird beweglich in allen Teilen. Der Stoffwechsel wird langsam dahingehend reguliert, daß unnötiger Appetit nachläßt und überflüssige Fettpolster verschwinden; Gelenkigkeit sowie Wohlbefinden nehmen zu.

Wer sich körperlich kräftig und einsatzfähig fühlt, der wird auch psychisch gelöst und freundlich. Die Lebensqualität erhöht sich ebenso wie das Gefühl, liebenswert zu sein und sich selbst zu lieben.

Die Philosophie hinter dem Yoga ist die des Jasagens. Alles was man seinem Körper »abverlangt« soll positiv motiviert und eben kein Zwang sein. Ein freundlicher Dialog mit dem Körper soll entstehen.

Unsere Lebenserwartung steigt permanent. Wir wollen 80 werden, aber bitte, gesund, mit klarem Kopf, unternehmungslustig und mit unverminderter Freude am Leben. Gleichzeitig leben wir in belasteter Umwelt, atmen ungesunde Luft, essen zu viel und zu unbedacht, bewegen uns zu wenig oder zu einseitig. Yoga versucht gegenzusteuern. Yoga ist das Training gegen das Leiden am Streß des Alltäglichen.

Das Ziel ist

- sich wohl zu fühlen,
- nicht Muskeln aufzubauen, sondern zu lockern,
- offen zu werden,
- freundlich zu sein, lächeln zu lernen,
- allgemein fit zu werden,
- den eigenen Körper zu erfahren,
- bewußt zu werden,
- nicht Rückgrat zu haben, sondern Mitte zu finden,
- sich selbst zu mögen.

## Mach mal Yoga-Pause!

Yoga soll Freude machen, man soll sich wohl fühlen dabei. Es ist nicht der Sinn, sich zu einem bestimmten Programm zu zwingen oder in den Terminplaner Yoga-Viertelstunden zu notieren.

Am Anfang steht das Ausprobieren. Dann kommt das Bedürfnis von allein – aus dem Gefühl, daß es einem gut geht dabei.

Es bieten sich die vielen kleinen ungenutzten Zeiten des Alltags an: Wenn man am Herd wartet, daß die Milch kocht, oder am Steuer, daß die Ampel grün wird, wenn man den Einkaufswagen zur Kasse des Supermarktes schiebt oder im Restaurant aufs Essen wartet, wenn man übermüdet das Fenster des Büros öffnet oder das Baby wiegt, damit es einschläft. Das alles sind Möglichkeiten, eine kleine Yoga-Pause zu machen.

Das erste Gebot dabei ist stets: ruhig werden, loslassen, den Atem beobachten. Schon wer bewußt einige tiefe Atemzüge in »Zwerchfellatmung« macht, schafft sich eine kleine Yoga-Pause.

## Ökonomisch atmen – was ist das denn?

Fast jedermann atmet unwirtschaftlich, das heißt, nicht so, daß er mit geringem Kraftaufwand möglichst viel Sauerstoff aufnimmt.

Dabei sind Frauen weitaus gefährdeter, falsch zu atmen, als Männer. Während der Pubertät, wenn die ersten Mensis-Schmerzen auftreten, gewöhnen viele Mädchen sich an, den Bauch möglichst unbewegt zu halten: nicht vom Atem erreichen zu lassen. Und später machen enge Mieder und Hosen Atembewegung im Bauch schwierig. Auch die Eitelkeit, der Mode zu gehorchen, ist gegen den Bauch gerichtet, obwohl er im ästhetischen Kunstverständnis von Jahrhunderten gerade das begehrteste Schönheitsmerkmal der Frauen war.

»Richtiges« Atmen bedeutet, in Ruhe und Gleichmäßigkeit so viel Atembewegung wie möglich zu bewirken.

Wir haben zwei Lungenflügel, wobei der linke, durch das Herz bedingt, etwas kleiner ist als der rechte. Die Luft beim Einatmen sollte immer durch die Nase fließen, weil dort kleine Flimmerhärchen Staubpartikel festhalten und die Luft auf eine körpergerechte Temperatur gebracht wird, ehe sie die Lungen über die Luftröhre erreicht.

Probieren Sie mal ein paar unserer Atem-Übungen zusätzlich zur Trinktherapie mit Kombucha aus.

### Die Zwerchfell-Atmung

Füllt das Einatmen die beiden Lungenflügel bis in ihre Spitzen, so drücken diese den darunter sich wölbenden Zwerchfellmuskel nach unten, was wiederum die Weichteile in den Bauchraum schiebt: der Bauch wölbt sich nach außen. Mit dem Ausatmen ist die Bewegung genau rückläufig.

Übt man diese sogenannte Zwerchfell-Atmung, dann legt man beide Hände locker unterhalb des Bauchnabels auf die

Bauchdecke, die sich im Atemfluß deutlich dehnend und wieder nachgebend bewegen soll. Das ist sowohl im Liegen wie im Stehen und Sitzen möglich.

Man soll nie schnell üben, sondern den Atemreiz von allein sich entfalten lassen, die Haltung ist eher beobachtend und fördernd als fordernd. Diese Zwerchfell-Atmung sollte zur hauptsächlichen Grundatmung werden.

> Gerade durch ihre Bewegung in den Bauchraum hinein wirkt sie anregend für den Stoffwechsel, für die Verdauung, für die Entschlackung. Zugleich wirkt sie lösend und befreiend bis in die Seele hinein. Ein großes Aufatmen geht durch den ganzen Menschen.

### Brustkorb- oder Breiten-Atmung

70 Prozent aller Menschen atmen nur in dieser reduzierten Form und verzichten dadurch ein Leben lang darauf, dem Organismus soviel Sauerstoff anzubieten, wie möglich wäre. Das Atemvolumen ist eingeschränkt, die Lungen füllen sich nur im oberen und mittleren Bereich, die Bewegung läuft mehr in die Breite als in die Tiefe.

> Bewußt eingesetzt werden kann diese Atmung zum Lösen von Verspannungen im Brustraum (Brustwirbelsäule), wobei es auf das völlige Loslassen beim Ausatmen ankommt. Aber auch zum Raum-Schaffen im Brustkorb, zur Straffung der Brust und zur Anregung der Milchproduktion bei einer Stillenden kann Brustatmung hilfreich sein.

Man übt sie wahlweise im Stehen, Sitzen oder Liegen aus, indem die beiden flachen Hände seitwärts so auf die Rippen gelegt werden, daß die kleinen Finger rechts und links in der Taille aufliegen. Dann füllt und dehnt sich der Brustkorb unter den Händen deutlich in die Breite und kann beim Ausatmen von den Händen nachgepreßt werden. Danach unbedingt warten, bis der nächste Einatemreiz von allein kommt.

## Wichtige Grundregeln

Bei jeder Atemübung ist Ruhe ganz besonders wichtig. Nicht ich atme, sondern es atmet mich! Der Atem geschieht von allein, man kann ihn nur in der einen oder anderen Weise steuern, indem man ihn beobachtet und bewußt erlebt und lenkt.

Die Gefahr des aktiven Atems ist ein Zuviel. Das kann dann zu Hyperventilation führen, das heißt einem Überangebot von Sauerstoff. Schwindel und Blutandrang zum Kopf sind mögliche Folgen, die vermieden werden sollen.

Leistungsschwimmer setzen kurzfristig diese Hyperventilation bewußt ein, um auf dem Startblock, kurz vor dem Start, so viel Sauerstoff in die Blutbahn zu holen, daß sie möglichst weit tauchen können und sofort ein Maximum an Muskelarbeit möglich ist.

## Angst- und Schreckatmung: das Hecheln

Frauen, die geboren haben, kennen diese Form der flachen Atmung aus der Geburtsvorbereitung. Hierbei wird möglichst schnell (zwischen zwei Preßwehen) viel Sauerstoff geholt, um für höchste Muskelarbeit zur Verfügung zu stehen. Dabei bewegt und füllt sich nur noch der obere Teil der Lungenflügel.

Man nennt diese kleine, flache Atmung auch die Angstatmung, die sich in entsprechender Situation von selbst einstellt: Man will ganz unbemerkt sein, nichts soll sich mehr bewegen. Der Körper holt sich nur noch eine Notration an Sauerstoff.

Parallel dazu erstarrt der ganze Körper, verkrampft sich in Angst oder Schrecken. Der Sprachgebrauch sagt: Mir bleibt die Luft weg. Dann einmal bewußt lösend durchatmen, die Lungen ganz füllen, so daß sie den ganzen Rumpf bewegen, das löst oft auch die Angst- und Schrecksituation.

Soll die hechelnde, kleinste Atmung geübt werden, dann legt man die beiden flachen Hände unter den Schlüsselbeinen auf die Brust, so daß die Fingerspitzen auf dem Brustbein liegen, und fühlt die Bewegung unter den Handflächen.

### Zum Einschlafen: wechselseitige Nasenatmung

Das ist eine gezielt einsetzbare Atemtechnik, die einfache Konzentration verlangt. Alleine dadurch wirkt sie beruhigend. Gedankenwirrwarr gleitet in den Hintergrund, rhythmisches Gleichmaß entspannt das vegetative Nervenzentrum, die natürliche Müdigkeit kann sich entfalten. Der Übergang zum Schlaf wird einfach.

Deswegen wird dieses Atmen bei Schlafstörungen geübt, sowohl als Einschlaf- als auch Durchschlaftraining.

Man kann auf dem Rücken liegen, noch einfacher ist es in Seitenlage: Man beginnt vorzugsweise auf der rechten Seite (denn dann ist kein erhöhter Druck auf die Herzgegend gegeben) und hat den rechten Arm bequem so abgewinkelt und aufgelegt, daß die Hand vor dem Gesicht ist.

Ohne Druck wird die Zeigefingerkuppe ganz leicht zwischen den Augenbrauen aufgelegt, während die Mittelfingerkuppe den untersten Rand des linken Nasenflügels berührt und die Daumenkuppe entsprechend den unteren Rand des rechten Nasenflügels.

Es bedarf fast keines Druckes, um nun im Wechsel mal die rechte, mal die linke Nasenhälfte zu verschließen und durch die jeweils andere aus- und auch wieder einzuatmen. Die aufliegende Fingerkuppe ist dabei fast nicht zu spüren!

In der Vorstellung fließt der langsame Atem auf der einen Seite in die Nase, oben unter dem Zeigefinger hindurch und auf der anderen Seite aus der Nase, wo sodann der neue Atemzug von allein beginnt. Dieser scheinbare Weg ist eine suggestive Täuschung. Der Punkt zwischen den Augenbrauen ist ein Reflexpunkt des vegetativen Nervensystems. Die Vorstellung des leicht massierenden Flusses durch diesen Punkt wirkt entspannend und beruhigend. Die Konzentration auf diesen Atemfluß läßt alles andere langsam zurücktreten und abfallen. Die Schwelle zum Schlaf ist erreicht.

### Belebendes Atmen: Ha-Atmung

Genau das Gegenteil bezweckt die Ha-Atmung. Sie wirkt nervenstärkend und -anregend und kann im Sitzen, besser noch im Stehen geübt werden.

Die Füße stehen hüftbreit auseinander fest auf dem Boden. Dann wird die Luft so kräftig und energisch durch die Nase eingezogen, daß die Nasenflügel leicht an die Nasenscheidewand gezogen werden und ein saugendes Geräusch entsteht. Ist ein großes Luftvolumen bis in die Lungenspitzen aufgebaut, dann wird der Mund geöffnet und die Luft mit einem kräftigen, hörbaren »Ha« ausgestoßen, wobei der Körper etwas nach vorne nachgibt und der Bauch eingezogen wird.

Erst wenn sich der nächste Einatemwunsch von selbst meldet, beginnt man von vorn. Das ist etwa zehnmal zu wiederholen; verscheucht Müdigkeit und steigert die Leistungskraft.

### Stark anregend: Holzhacker-Atmung

Diese wirkt noch belebender und kreislaufanregender als die Ha-Atmung. Sie sollte nicht von Menschen mit hohem Blutdruck ausgeführt werden, ist aber ausgesprochen empfehlenswert bei niedrigem Blutdruck, leichter Müdigkeit, Neigung zu kalten Händen und kalten Füßen.

Man steht mit hüftbreit auseinandergestellten Füßen leicht nach vorn entspannt. Ein Arm ist gehoben und einer gesenkt, beide in sich locker. Kräftig schwingen die Arme im Wechsel nach unten, während der jeweils andere gehoben wird: eine kraftvolle Bewegung wie beim Holzhacken.

Je nach Befinden übt man zehn bis 20 Sekunden lang, wobei der Pulsschlag sich kräftig erhöht (bis ca. 140 Schläge pro Minute), um sodann in wenigen Minuten wieder zu seinem Ruhe-Rhythmus zurückzufinden (ca. 70 Schläge pro Minute).

## Andere Antistreß-Therapien

Einige der wichtigsten Antistreß-Therapien, die man fast alle selbst oder zusammen mit dem Partner zu Hause anwenden kann, sind:

- *Akupressur* (von Acus = Punkt und pressare = drücken). Dabei werden bestimmte Körperpunkte – sie entsprechen den Akupunkturpunkten der Chinesischen Medizin – mit einer Fingerkuppe leicht kreisend mit etwas Druck massiert.
- *Shiatsu*, eine japanische Ganzkörpermassage in Verbindung mit Akupressur. Sie soll jedoch nur von darin ausgebildeten Therapeuten gemacht werden.
- *Tai-Chi*, eine Entspannungs-Gymnastik. Sie leitet sich aus alten ostasiatischen Techniken zur Selbstverteidigung ab und stärkt Selbstbewußtsein, Fitneß, Ausgeglichenheit.

Über diese Entspannungstechniken hinaus gibt es noch viele andere fernöstliche Methoden wie zum Beispiel Yoga (siehe oben), die dann schon meist in die tiefe Meditation gehen,

über die reine »Seelenmassage« hinaus ganz neue Lebens-
perspektiven eröffnen können.

Zur Praxis der hier erwähnten Methoden: Erlernen kann
man sie meist in Kursen, die von Volkshochschulen, priva-
ten Organisationen, manchen Kliniken oder Therapiezen-
tren oder Privatpersonen, die sich als entsprechende Therapeuten haben ausbilden lassen, angeboten werden.
Dafür lohnt ein Blick ins Telefonbuch unter dem entsprechenden Stichwort. Manches kann man auch aus einschlä-
gigen Büchern lernen, die sehr zahlreich auf dem Markt
sind.

# Weitere Mittel zur Entgiftung des Körpers und zur Stärkung des Immunsystems

Neben der Kombucha-Trinktherapie können einige weitere Mittel und Techniken den Körper entgiften, das Immunsystem auf- und Streß abbauen. Hier ein paar Beispiele. Mineralien und Vitamine zusätzlich einzunehmen kann man sich bei dem hohen Gehalt dieser Stoffe in Kombucha aber schenken.

**Der Trick mit dem Sonnenblumenöl:
Wie Sie sich einfach selbst entgiften**

Es gibt eine Methode, den Körper zu entgiften und zahlreiche Krankheiten zu heilen, die so verblüffend einfach ist, daß kaum ein medizinischer Laie geschweige denn Ärzte daran glauben mögen. Und doch werden von ihr aus Rußland ganz erstaunliche Erfolge berichtet, die auch Mediziner und viele Patienten in Deutschland bestätigen. Die Behandlung besteht ganz einfach darin, daß man jeden Tag einen Eßlöffel voll Pflanzenöl »lutscht« und ihn wieder ausspuckt. Bei einer Tagung von Krebsexperten und Bakteriologen berichtete ein Mediziner über die wundersame Ölheilung bei verschiedensten Krankheiten. Inzwischen wird sie in Deutschland von der Veronica-Carstens-Stiftung zur Förderung von Naturheilverfahren propagiert. Ihre wesentliche Wirkung:
Öllutschen regt die Selbstheilungskräfte des Körpers an!

## *Anwendung*

Am besten morgens vor dem Frühstück einen Teelöffel bis einen Eßlöffel voll (nicht mehr!) Pflanzenöl – möglichst Sonnenblumenöl – in den Mund nehmen. Das Öl im Mund leicht hin und her bewegen, dabei mal saugen, mal das Öl durch die Zähne drücken. Die Spülung sollte etwa 15 bis 20 Minuten dauern.
*Wichtig:* Das Öl keinesfalls schlucken!

- Zur Kontrolle, ob man richtig gespült hat: Das dicke Öl wird immer dünnflüssiger. Dann sollte es ausgespuckt werden. Es muß bei richtiger Spülung etwa so weiß wie Milch sein. Ist es noch gelblich, wurde nicht genügend lange gespült.
- Nach dem Ausspucken Zähne gründlich putzen, den Mund mehrmals mit Wasser ausspülen! Denn das Öl enthält nach der Spülung zahlreiche Bakterien und Krankheitserreger sowie Giftstoffe, die über die Mundschleimhaut aus dem Körper gezogen werden. Es wird darum auch empfohlen, das Waschbecken gründlich zu reinigen.

Diese Entgiftung kann dreimal am Tag möglichst vor dem Essen mit leerem Magen vorgenommen werden. Und wird durch Kombucha-Trinken nach dem Essen wunderbar ergänzt

*Hinweis:* Zu Anfang der Behandlung kann sich eine scheinbare Verschlechterung eines Krankheitszustandes einstellen. Ebenso kann eine erhöhte Temperatur auftreten! Doch das ist nach Meinung der Experten kein Grund, die Kur abzubrechen. Vielmehr zeigt das, daß die Therapie zu wirken beginnt und der Körper sich erholt, weil zum Beispiel entzündliche Krankheitsherde verschwinden und dabei auch andere Krankheiten beeinflussen können.

## Wie lange behandeln?

Die Öltherapie gilt als erfolgreich und abgeschlossen, wenn

- ursprüngliche Frische und Körperkraft,
- ruhiger Schlaf,
- gesunder Hunger,
- ungestörtes Erinnerungsvermögen

zurückgekehrt sind und morgens nach dem Aufwachen

- keine Tränensäcke und
- kein Müdigkeitsgefühl

mehr vorhanden sind. Ärzte empfehlen eine Kur über mehrere Wochen. Oder sogar eine so selbstverständlich morgendliche Daueranwendung wie das Zähneputzen, um den Körper frei von Krankheiten zu halten. Man kann die Kur auch in Abständen durchführen – je nachdem wie man sich fühlt. Denn durch das Entgiften werden das Immunsystem entlastet, das Gleichgewicht der Mikroflora aufrechterhalten und die Zellen vor Schaden bewahrt. Ärzte führen denn auch das Geheimnis des hohen Alters bei vielen Russen auf die Anwendung dieser nebenwirkungsfreien Naturmedizin zurück. Nach bisherigen Untersuchungen konnten durch diese Ölkur sogar schon chirurgische Eingriffe vermieden und nebenwirkungsreiche chemische Medikamente abgesetzt oder zumindest in der Dosierung wesentlich eingeschränkt werden.

Wie universell die Ölkur uns gesund erhalten kann, zeigt allein schon eine Liste von Beschwerden und Krankheiten, für die das Öllutschen als Vorbeugung empfohlen wird:

- Epidemisch auftretende Schlafkrankheit (CFS),
- Chronische Blutkrankheiten,

■ Nerven-, Magen-, Leber- und Lungenerkrankungen, Furunkel.

In Rußland heilen Ärzte nach bisher vorliegenden Berichten mit der Ölkur diese Leiden: Kopfschmerzen, Bronchitis, Zahnweh, Thrombosen, Arthrose, Ekzeme, Magengeschwüre, Darmerkrankungen, Herzbeschwerden, Nierenleiden, Enzephalitis (Hirnhautentzündung), chronische Blutkrankheiten und Frauenleiden.

Eine wahrlich erstaunliche Bandbreite für ein so schlichtes Mittel, das billig und frei von Nebenwirkungen ist. Für Deutschland liegen darüber noch keine wissenschaftlichen Untersuchungen vor. Doch zahlreiche Patienten, die sich naturheilkundlich behandeln lassen, berichteten in Briefen an die Veronica-Carstens-Stiftung ganz begeistert über Besserung zahlreicher Beschwerden nach so einer Ölkur.

## Das wundersame Öl der Nachtkerze

Ungesättigte Fettsäuren spielen für das Immunsystem eine große Rolle. Sie sind im Öl der Nachtkerze reichlich enthalten. Entsprechende Präparate gibt es rezeptfrei in der Apotheke. Diese für den Stoffwechsel so wichtigen Baustoffe, aus denen Gamma-Linolensäuren hergestellt werden, sind aber auch in *Lecithin und Fischölpräparaten* mit Eicosapentaensäure vorhanden.

### Anwendung

Mehrere Kapseln – je nach Konzentration des Öls – täglich über einen Zeitraum von etwa drei Monaten hinweg einnehmen. Unter Umständen ist die Dauereinnahme nötig.

## Kosten

Öle mit Gamma-Linolensäure sind nicht billig. Aber: Es wurde bereits ein Präparat (Epogam) als Arzneimittel zugelassen. Es kann deshalb vom Arzt verschrieben werden. Bei einigen Krankheiten (Allergien, Neurodermitis!) übernimmt die Kosten der Behandlung dann die Krankenkasse.

# L-Carnitin

Carnitin gehört zu den Aminosäuren. Und zwar ist sie wohl die am meisten untersuchte der letzten Zeit. Kein Wunder, daß sie als wahres Zaubermittel in vielen Bereichen Furore gemacht hat: Weil sie so viel Gutes mit sich bringt, wird sie als L-Carnitin inzwischen in vielen Präparaten angeboten. Meist zur Leistungssteigerung in den Muskeln bei Hochleistungssportlern, bei denen L-Carnitin als Geheimtip gilt und nicht unter Doping fällt. Aber Carnitin stärkt und reguliert auch das Immunsystem. Entsprechende Mittel gibt es rezeptfrei in der Apotheke. Carnitin kommt aber auch in der Nahrung, hauptsächlich in Fleisch, vor. Wieviel wo drin ist, zeigt die Tabelle.

| Nahrungsmittel | Carnitin je 100 g |
| --- | --- |
| Schaf | 210 Milligramm |
| Lamm | 80 Milligramm |
| Rind | 60 Milligramm |
| Schwein | 30 Milligramm |
| Kaninchen | 20 Milligramm |
| Huhn | 7,5 Milligramm |

| Hefe | 2,4 Milligramm |
|---|---|
| Avocado | 1,3 Milligramm |

## Enzyme

Was Enzyme im Körper alles bewirken, haben wir schon erfahren. Wir können sie zum einen mit der Nahrung aufnehmen. Besonders reichlich kommen die Proteasen in Ananas, Feigen und Papayas vor. Das machten sich früher schon die Eingeborenen in Afrika zunutze, die mit Verbänden aus zerquetschten Früchten Wunden behandelten. Für eine echte Behandlung zum Beispiel des Immunsystems reicht das aber nicht, wollte man nicht Unmengen dieser Früchte verzehren. Darum gibt es Enzyme zum Einnehmen als Granulat oder Dragees (zum Beispiel für das Immunsystem Allicin-Enzymdragees, Wobenzym-Dragees, Phytogeriatrikum Tri-S-Zym). Das schöne an diesen unermüdlichen Arbeitern: Sie haben kaum Nebenwirkungen. Dennoch ist bei ihrer Anwendung einiges zu beachten:

- Enzymtabletten sind ziemlich groß, weil die Eiweißmoleküle so groß sind, und müssen zumindest zum Beginn einer Therapie in großen Mengen eingenommen werden. Danach kann man die Menge entsprechend den persönlichen Bedürfnissen allmählich verringern.
- Die Tagesgesamtdosis auf drei oder vier Einzeldosen am Tag verteilen. So wird ein gleichbleibender Enzymspiegel erreicht.
- Dragees immer mit reichlich Wasser – mindestens 1/4 Liter – einnehmen.
- Bei einer Behandlung mit Enzymen zusätzlich auch Vitamin C zuführen. Entfällt aber, wenn regelmäßig Kombucha getrunken wird.

■ Die Dragees eine halbe Stunde vor oder eineinhalb Stunden nach einer Mahlzeit einnehmen. So wird die Enzym-Aufnahme nicht von der Nahrung gemindert.

*Nebenwirkungen*

Mögliche Nebenwirkungen sind sehr gering und harmlos, zum Beispiel leichte allergische Reaktionen auf der Haut (Rötung) und bilden sich nach Absetzen der Enzyme umgehend zurück. Der Stuhl kann sich in Geruch, Farbe und Festigkeit verändern. Das hat aber keine gesundheitsschädlichen Wirkungen. Manchmal klagen Patienten auch über Völlegefühl, Blähungen, Übelkeit oder Durchfall. Dagegen hilft, die Dosis über den Tag zu verteilen (siehe oben).

## Akupunktur zum Selbermachen

Akupunktur als »richtige« Therapie ist natürlich dem entsprechend geschulten Arzt oder Heilpraktiker vorbehalten. Denn um die zahlreichen Akupunkturpunkte und ihre Beziehung zu den einzelnen Organen kennenzulernen, braucht es seine Zeit und Ausbildung. Aber: Moderne Technik macht es möglich, daß man sich in gewissem Umfang auch selbst behandeln kann. Es sind sogenannte Elektro-Stimulatoren, welche die Akupunkturpunkte finden, wenn man die Spitze des Gerätes in die Nähe eines nach seiner Lage ungefähr bekannten Akupunkturpunktes bringt. Dabei sendet das Gerät einen Piepton aus, der mehr oder weniger intensiv ertönt, je nachdem, wie dicht man am Punkt dran ist. Hat man ihn genau getroffen, ist die Intensität des Tones am größten, und man schaltet mit einem Knopfdruck auf Behandlung um. Dann sendet das batteriebetriebene Gerät schwache Elektroreize aus, die als Kribbeln wahrgenommen werden. Wie bei einer Akupunktur mit Nadeln wird auch durch die elektrische Reizung über die Nerven eine bessere Durchblutung im Zielorgan und damit eine bessere Funktion erreicht.

*Wichtiger Hinweis:* Vor einer Eigenbehandlung mit Elektro-Stimulatoren sollte immer der in Akupunktur bewanderte Arzt zu Rate gezogen werden. Er kann auch sagen, welche Punkte zur Anregung der körpereigenen Abwehr am besten stimuliert werden sollten. Patienten mit Herzschrittmacher wird von einer Benutzung abgeraten.

## Sport stärkt das Immunsystem

Regelmäßige körperliche Bewegung stärkt die körperlichen Abwehrkräfte. Das belegen inzwischen zahlreiche internationale Studien. Wie das? Wo man doch immer wieder hört, daß Spitzensportler dauernd an Infektionen herumkurieren müssen? Tatsächlich ist ein übermäßiges Training schädlich für das Immunsystem. Es wird schlicht überfordert. Sport in Maßen jedoch bewirkt das Gegenteil. So konnte bei einer Gruppe Frauen, die fünfmal in der Woche ein jeweils 45minütiges Walking-Training (schnelles Gehen) absolvierten, eine wesentlich erhöhte Aktivität der Killerzellen gemessen werden.

Andere Untersuchungen ergaben, daß sich während sportlichen Trainings die Zahl der Freßzellen (Makrophagen und Granulozyten als Untergruppe der weißen Blutkörperchen) erhöhten. Andere Bestandteile der Immunabwehr sorgen dafür, daß Freßzellen munterer und empfänglicher für Meldungen der Immunbotenstoffe (Zytokine) werden. Überdies produzieren bei regelmäßiger und mittlerer körperli-

cher Belastung die Freßzellen mehr Enzyme, welche dann schneller Krankheitserregern an den Kragen gehen. Und schließlich speichern die Muskeln bei mäßiger Belastung auch noch Aminosäuren, welche ebenfalls anregend auf die körpereigene Abwehr wirken.
Sportliche Aktivität

- baut Streß ab.
- stärkt das Selbstbewußtsein,
- fördert bei sonst passiven Menschen die Körperbeherrschung, schafft damit ein ganz neues Lebens- und Körpergefühl,
- führt zu neuen sozialen Kontakten durch die Begegnung mit anderen Menschen,
- bietet Gelegenheit zur Ablenkung.

Das ist die psychische Seite. Dazu kommt dann außer der Stärkung des Immunsystems, daß Sport den Körper und die Organe kräftigt. Herz und Lunge arbeiten besser, der Körper wird stärker durchblutet und damit reichlicher mit Sauerstoff versorgt, was der Müdigkeit entgegenwirkt.

Sportmediziner fanden auch heraus, daß Bewegung sich günstig auf das vegetative Nervensystem sowie den Hormonhaushalt auswirkt.

Nun muß man nicht gleich wie die Frauen der Versuchsgruppe trainieren. Schon mäßiges Training erhöht die Aktivität der Abwehr und bringt auch ein gestörtes Immunsystem mit ins Lot.
Dazu empfehlen Ärzte Ausdauersportarten wie:

- Laufen oder Joggen
- Radfahren
- Schwimmen
- Walking
- Skilanglauf

## Wieviel Sport soll es denn sein?

Zwei- bis dreimal eine halbe Stunde in der Woche sich bei einer dieser Sportarten gut zu bewegen, kann schon wahre Wunder wirken. Auch Ballspiele machen nicht nur Spaß, sondern fördern die Kondition. Gut dran ist, wer zu Hause ein Fahrradergometer hat. Er kann seine Belastung mit dem Ergometer genauer bestimmen. Nach Empfehlungen von Sportärzten sind 24 bis 40 Watt während eines zehnminütigen Trainings einmal am Tag genug, um das Immunsystem anzukurbeln. Der Körper arbeitet dann noch im sogenannten aeroben Bereich. Im Gegensatz zum anaeroben Bereich sehr hoher Leistung (Spitzensportler), in dem das Immunsystem geschwächt wird. Eine gute Kontrolle, ob man sich noch im aeroben Bereich befindet, bietet der Puls.

Man kann ihn durch Tasten innen am Handgelenk bei gleichzeitigem Ablesen einer Stoppuhr (Sekundenzeiger auf Armbanduhr) oder mit einer speziellen Armbanduhr, die auch den Puls angibt, ermitteln. Der Puls sollte für eine Immunstärkung

- mindestens 220 minus Lebensalter mal 0,65,
- höchstens 220 minus Lebensalter mal 0,85

betragen.

## Kneippsche Wasseranwendungen und Sauna: Jungbrunnen für die Abwehrzellen

Wer kennt nicht den berühmten Pfarrer Sebastian Kneipp aus Stefansried und bekommt dabei gleich das große Frösteln? Denn kaltes Wasser spielt – zusammen mit Bewegung und Wärme – die Hauptrolle bei einer Kneippkur oder

Kneippschen Anwendung. Der Wechsel zwischen Warm und Kalt übt so ungeheuer starke Reize auf den gesamten Organismus aus, daß damit viele Beschwerden geheilt werden können. Das Schöne an den Kneippschen Behandlungen: Man kann sie selbst auch zu Hause anwenden.

Aber immer in Absprache mit einem Arzt. Denn die Wasserreize sind mächtig, können auch zu Unwohlsein führen, wenn man sie nicht richtig nutzt. Als Pfarrer Kneipp vor über 150 Jahren begann, die Wassertherapie systematisch zu erforschen, wurde er noch vielfach belächelt. Wie auch heute noch mancher den Kneippschen Lehren, die zusammen mit Kräuterbädern, Trockenbürsten, Wickeln und einer vollwertigen Ernährung eine ganzheitliche natürliche Medizin verkörpern, skeptisch gegenübersteht. Doch inzwischen hat die moderne Wissenschaft mit ihren Möglichkeiten zur Untersuchung selbst der kleinsten Abwehrzellen und ihrer Funktionen bestätigt, was Pfarrer Kneipp aufgrund seiner Erfahrungen mit den verschiedensten Mitteln seiner Therapie bis zum kalten Vollbad verkünden konnte:

Die spezielle Nutzung kalten Wassers ist eine der besten und billigsten Behandlungen zur Stärkung des Immunsystems, schlicht beschrieben vielleicht mit "abhärten". Und das nicht nur gegen Husten und Schnupfen, sondern auch gegen ernsthaftere Erkrankungen.

Schon die regelmäßige kurze kalte Dusche am Morgen kann wahre Wunder bewirken. Die Belohnung fürs große Zittern: Der Kältereiz kurbelt nicht nur den Kreislauf an, sondern macht auch die Abwehrzellen – die Haut gehört als Organ mit zu unserem Immunsystem – munter. Und die inneren Organe werden durch die Reizung bestimmter Hautpunkte – wie bei der Akupunktur – stärker durchblutet, sorgen dann für einen besseren Stoffwechsel zur Entgiftung des Körpers.

Die moderne Wissenschaft bestätigt die positive Wirkung von Kältereizen nach der alten Erfahrungslehre von Pfarrer Kneipp auf das Immunsystem.

Die bessere Durchblutung bewirkt aber noch mehr: Über den Wärmeeffekt wird das sogenannte vegetative Nervensystem (vom Willen normalerweise nicht beeinflußbar) angeregt oder ausgleichend beeinflußt. Dieses System steuert aber auch unsere körpereigene Abwehr, die dadurch ebenfalls gestärkt oder, bei Unregelmäßigkeiten, wie sie vielfach auftreten, wieder ins rechte Lot gebracht wird. Natürlich werden auch die Schleimhäute in Nase, Rachenraum und Darm besser durchblutet und können damit ihre Aufgabe als erste Front gegen eindringende Viren, Bakterien und Pilze (siehe »Ihr Immunsystem würde Danke sagen«) besser erfüllen.

Noch stärker als eine kalte Dusche wirkt nach neuesten Untersuchungen britischer Wissenschaftler *ein kaltes Vollbad*.

Sie stellten fest: Solche kalten Bäder mit 15 Grad Wassertemperatur (thermoregulierende Hydrotherapie nennt man das heute) von wenigen Minuten Dauer (so lange man es aushält) steigern die Bildung von Enzymen im Blut und erhöhen die Zahl der weißen Blutkörperchen (Leukozyten), die sich besonders der krankmachenden Viren im Körper annehmen. Unter den an der Studie teilnehmenden Patienten war auch einer mit dem chronischen Müdigkeitssyndrom. Nachdem er wenige Wochen lang täglich morgens ein kaltes Bad genommen hatte, war sein Befinden erheblich gebessert.

Grundsätzlich gilt auch für diese »Roßkur« wie für alle Kneipp-Anwendungen: *Immer vorher mit dem Arzt sprechen!* Denn der Kreislauf wird enorm beansprucht. Bei Herzpatienten ist Vorsicht geboten. Stecken Infektionen im Körper, sollten diese zunächst ausgeheilt werden.

Die anderen goldenen Regeln für Wasseranwendungen:

- Den Körper allmählich ans kalte Wasser gewöhnen. Mit kurzen nicht so kalten Anwendungen beginnen, dann nach und nach die Wassertemperatur so wählen, daß man sich gerade noch wohl fühlt. Zwar gilt »je kälter, desto besser«, doch sollte man hierbei auch seinem Instinkt vertrauen, notfalls etwas lauer kneippen.
- Die Raumtemperatur so wählen, daß man keinesfalls auskühlen kann. Mindestens 20 Grad sollten es schon sein.
- Nie kaltes Wasser (kalte Anwendung) auf kalter Haut. Kalte Duschen, Güsse oder gar ein Vollbad nur nach genügender vorheriger Erwärmung durch Bewegung, warmes Wasser (Wechseldusche) nehmen.
- Regelmäßig kneippen! Am besten täglich mit kurzen Anwendungen, einmal wöchentlich mit speziellen Kräuterbädern. Auch kneippen – zum Beispiel Trockenbürsten am offenen Fenster, im Garten –, wenn es draußen kalt und naß ist.

Ein paar Vorschläge für Ihre tägliche Kneippkur, die jeweils nur wenige Minuten in Anspruch nehmen, Sie aber zu einem neuen Menschen machen können, weil sie den Körper entgiften, abhärten und kräftigen sowie den Kopf frei machen:

*Die Ganzwaschung*

Nach dem Aufstehen kaltes Wasser in Waschbecken oder Schüssel füllen, eventuell mit einem Schuß Obstessig drin. Grobes Handtuch oder Leintuch ins Wasser tauchen und dann damit ohne Reiben zügig so abwaschen, daß nur ein feiner Wasserfilm auf der Haut bleibt. Diese Reihenfolge beim Waschen einhalten: Rechten Arm auf der Außenseite von der Hand zum Körper, dann Innenseite, ebenso den linken Arm. Es folgen Hals, Brust und Rumpf. Dann wie bei den

Armen die Beine waschen, rechts beginnend. Zum Schluß Rücken und Fußsohlen. Anschließend ohne Abtrocknen wieder ins noch warme Bett und zehn Minuten ruhen oder Jogging-Anzug anziehen und Gymnastik machen, bis man trocken ist.

**Wichtig: Die Ganzwaschung soll höchstens zwei Minuten dauern!**

### Trockenbürsten

Nach der Ganzwaschung (kann auch ohne diese gemacht werden) den trockenen Körper (am besten an frischer Luft oder bei offenem Fenster) mit Badebürste (Naturborsten) oder Luffaschwamm (Luffahandschuh) mit langen Strichen immer zum Herzen hin bürsten. Reihenfolge: Rechtes Bein, rechter Arm, linkes Bein, linker Arm von Zehen bis zum Körper bürsten. Dann den Rücken (Bürste mit langem Stiel benutzen oder von Partner machen lassen) von den Schultern zum Po, dann Bauch und Brust kreisend bürsten, ebenso um Bauchnabel und Brustwarzen. Zum Schluß die Seiten von der Hüfte zur Achsel. Ans Trockenbürsten die normale Morgentoilette anschließen.

**Wichtig: Bei Krampfadern an den Beinen die Beine nicht bürsten!**

### Wassertreten

Eine Kneipp-Anwendung für jeden Abend, die beruhigt, Streß abbaut, weniger anfällig für Infektionen macht, vegetative Störungen bessert und zu erholsamem Schlaf verhilft. Und so wird's gemacht:

Badewanne oder anderes größeres Gefäß mit höchstens 18 Grad kaltem Wasser (Badethermometer!) so weit füllen, daß es gerade bis über die Waden reicht. Badewannenboden mit Noppen-Matte gegen Ausrutschen sichern. Nur mit warmen Beinen und Füßen dann »wie ein Storch im Salat« im Wasser auf der Stelle treten (ein Bein muß immer ganz aus dem Wasser gezogen sein!) oder besser hin- und hergehen. Dauer: bis zu einer Minute. Sofort beenden, wenn Kältegefühl auftritt. Danach Beine warm in Decke packen oder ins Bett gehen.

Statt Badewanne kann man auch einen Eimer nehmen (falls keine Wanne vorhanden oder zum Wassersparen). Dann vor den Eimer setzen und die Beine abwechselnd aus dem Wasser heben.

Ähnlich, aber nicht ganz so stark wie Wassertreten wirkt auch Tautreten (für Leute, die vielleicht einen Garten haben).

*Wichtig:* Wassertreten ist für Frauen während der Regel, für alle bei Nieren- oder Blasenleiden oder Harnwegsinfekten nicht erlaubt!

Über diese Anwendungen hinaus gibt es noch zahlreiche andere Kneipp-Anwendungen wie spezielle Schlauchgüsse, Kräuterbäder und Beachtung des Biorhythmus. Auskünfte dazu geben die einzelnen Fachorganisationen der Kneipp-Ärzte. Auch regelrechte Kneippkuren in speziellen Kliniken oder Kneipp-Heilbädern können Hilfe bringen. Solche Kuren kann der Arzt verordnen. Sie werden dann auch von der Krankenkasse oder dem jeweiligen Rentenversicherungsträger bezahlt.

## Saunabaden

Daß ein richtig vorgenommenes Saunabad entschlackt, entgiftet und entspannt – alles Wirkungen, über die sich Patienten nur freuen können – ,wurde schon erwähnt. Bekannt ist allgemein auch, daß regelmäßiges Saunabaden »abhärtet«, also vor Erkältungen schützt. Wie das funktioniert, wurde jetzt auch wissenschaftlich nachgewiesen. So steigt beim Saunabaden die Körpertemperatur im Inneren wie bei leichtem Fieber um etwa ein Grad an. Das aber bewirkt eine verstärkte Schleimabsonderung in den Atemwegen und eine Erhöhung von Immunglobulin A, das in den Schleimhäuten als eine der ersten Barrieren gegen Krankheitskeime (Viren) segensreich arbeitet. Überdies erhöht Saunabaden auch die Zahl der natürlichen Killerzellen, welche für einen schnellen Abtransport der von Viren befallenen sowie von bösartigen Körperzellen nach draußen sorgen.

Auf jeden Fall kräftigt also die Sauna das Immunsystem. Inwieweit Sie davon profitieren können, wenn bei Ihnen eine Fehlsteuerung Ihres Immunsystems mit überschießenden Reaktionen vorliegt, sollten Sie jeweils mit ihrem Arzt besprechen. Er kann auch klären, ob Saunabaden wegen anderer Erkrankungen (zum Beispiel Herz, Kreislauf, Venenleiden) nicht in Frage kommt.

## Zu guter Letzt ein Bonbon:
## Küssen und Streicheln ist gut für Körper und Seele

Das ist doch mal eine besonders freudige Überraschung: Eine Therapie, die auch noch Spaß macht, sozusagen das Angenehme mit dem Nützlichen verbindet. Und diese Freude machen uns wieder einmal die besonders studienfreudigen US-Wissenschaftler. Sie stellten fest:

■ **Wer viel küßt, lebt fünf Jahre länger!**

Das Geheimnis leidenschaftlicher Küsse: Sie stärken das Immunsystem und bringen auch den Kreislauf auf Trab. So produziert der Körper beim Küssen mehr sogenannte Neuropeptide, welche die Killerzellen aktivieren und steuern. Vorsicht ist natürlich geboten, wenn eine zu starke Killerzellen-Aktivität besteht. Dann kann eine Autoimmunreaktion eintreten. Neuropeptide können aber auch wie eine Droge wirken und zum Beispiel Schmerzen lindern – sogar stärker als Morphium. Und der Kreislauf wird angeregt, leidenschaftliche Küsse erhöhen den Puls auf 150, lassen den Blutdruck ansteigen. Das ist wie beim Sport eine ideale Reizung der Abwehrkräfte.

Der Wermutstropfen: Beim Küssen werden auch Millionen Erreger-Keime wie Viren oder Bakterien übertragen. Einem Menschen mit halbwegs intaktem Immunsystem schadet das allerdings nicht. Denn zahlreiche Enzyme und Antikörper im Speichel machen ihnen schon im Mund den Garaus. Einzige Ausnahme:

■ Herpes-Viren können beim Küssen leicht übertragen werden. Aber hat jemand Herpes-Bläschen am Mund, soll man ihn ja ohnehin nicht küssen.

Und es müssen auch nicht nur Küsse sein, die das Immunsystem stark machen. Auch zärtliche Streicheleinheiten bringen die körpereigene Abwehr in Schwung, fanden deutsche Wissenschaftler heraus. Bei innigem Hautkontakt senden nämlich die etwa fünf Millionen Nervenenden in den obersten Hautschichten blitzschnell elektrische Impulse an das Gehirn, das dann seinerseits mit der Ausschüttung von Botenstoffen reagiert, welche die Produktion von Killerzellen anregen. Dazu spricht Streicheln auch das Zwischenhirn an, das mit der Ausschüttung von vermehrten Glückshormonen

(Endorphinen) antwortet. Sie heben nach neuesten Erkenntnissen nicht nur die Stimmung, sondern bauen auch innere Spannungen ab, indem sie die Produktion von Streßhormonen hemmen.

# Herstellerverzeichnis

Dr. med. Sklenar Bio-Produkte GmbH
Am Hohwege 3
44879 Bochum
Tel.: 02 34 / 4 78 26
Fax: 02 34 / 47 36 28
»Original-Kombucha-Preßextrakt nach Dr. med. Sklenar«,
»Original-Kombucha«-Getränk

neues leben
Adelheid Stutz
Heiligenbergstr. 6
72584 Hülben
Tel.: 0 71 25 / 63 29
Fax: 0 71 25 / 63 24
Teepilz-Kulturen zum Selbstansatz

# Register

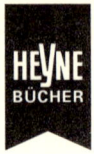